Au secours une bestiole !

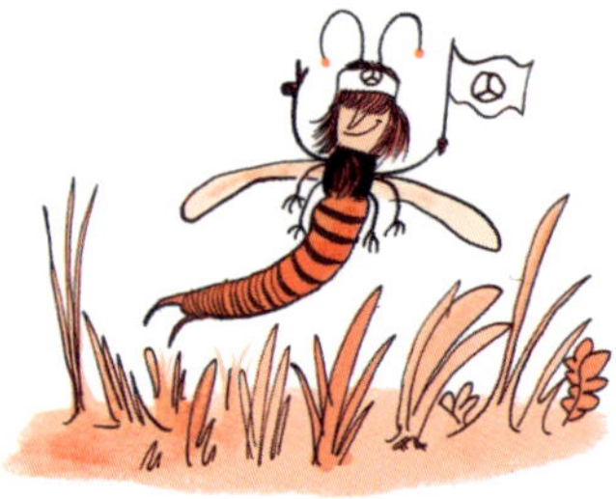

Toutes les photographies sont de François Lasserre, hormis :
p. 27 (h. d.) : Lee Dalton/Biosphoto, p. 59 (h. d.) : Jean-Emmanuel Roché/Biosphoto, p. 63 (h. d.) : Annie et Jean-Claude Malausa/Biosphoto, p. 63 (b.) : Pascal Goetgheluck/Biosphoto et p. 87 (h. d.) : Vincent Decorde/Biosphoto.

Conception graphique et réalisation : Hokus Pokus Créations
Préparation de copie : Marie-Caroline Saussier
Correction d'épreuves : Michèle Alfonsi

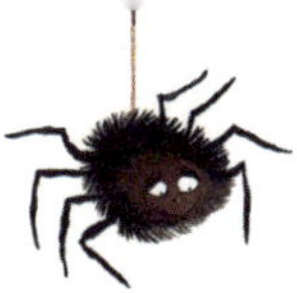

Au secours une bestiole !

Manuel antistress face aux bêtes qui nous embêtent

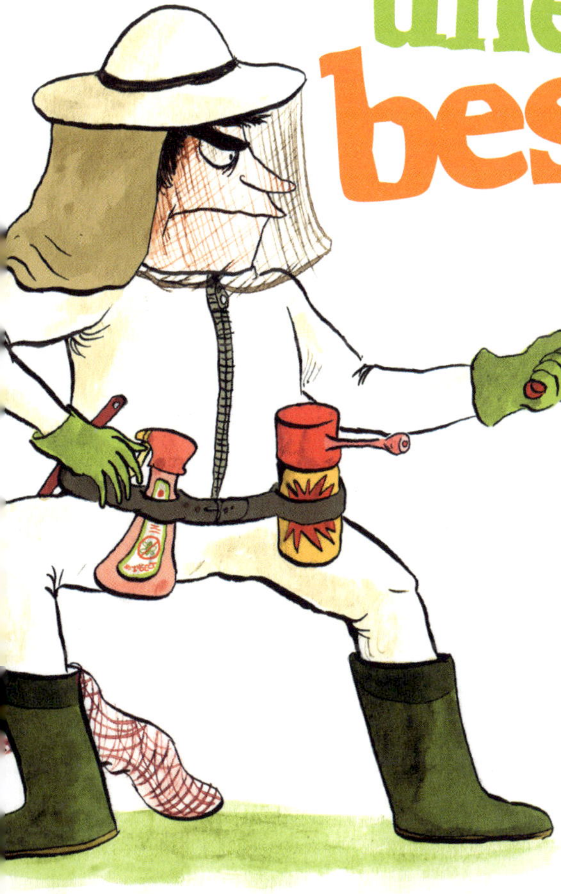

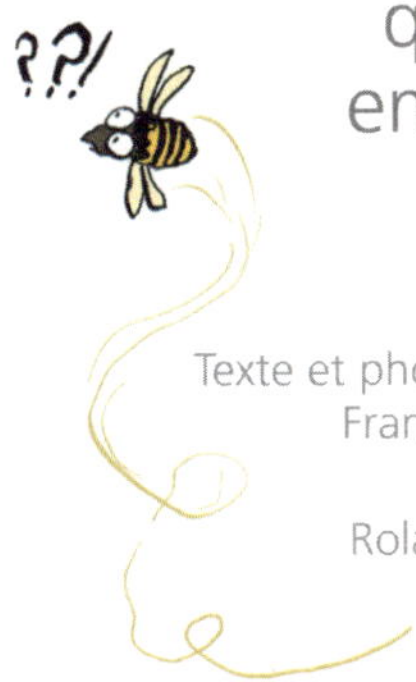

Texte et photographies :
François Lasserre

Illustrations :
Roland Garrigue

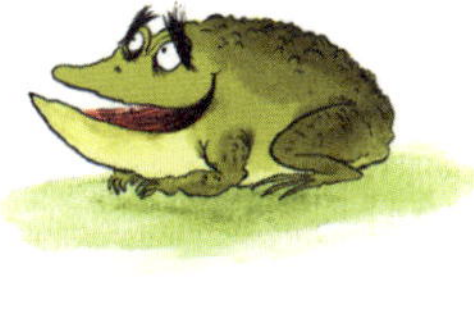

delachaux et niestlé

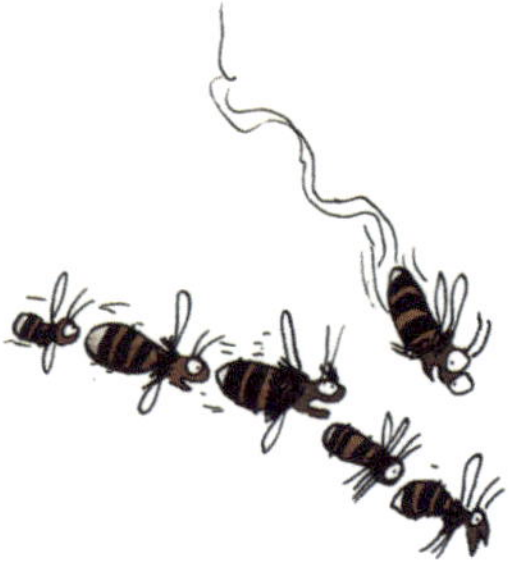

Pour mes sœurs, Sophie et Marianne,
sans qui je ne me serais peut-être jamais autant
passionné pour les bêtes qui, enfants, les faisaient
hurler et déguerpir comme un courant d'air !
Après des années d'entraînement, Marianne
sait désormais rester stoïque lorsqu'une guêpe
vole autour d'elle, et Sophie est tout à fait
capable de laisser un bourdon marcher
sur sa main, la preuve…

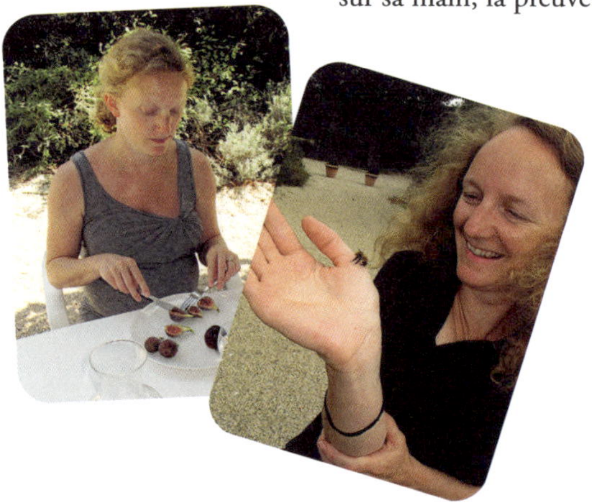

AU SOMMAIRE…

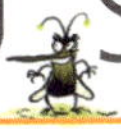

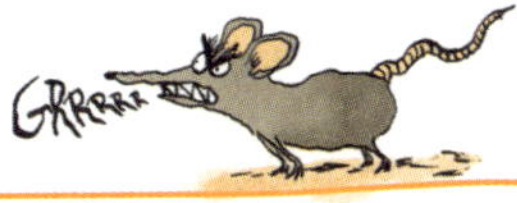

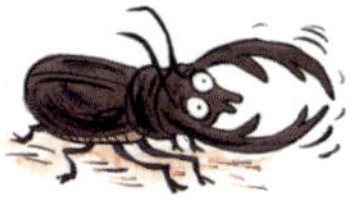

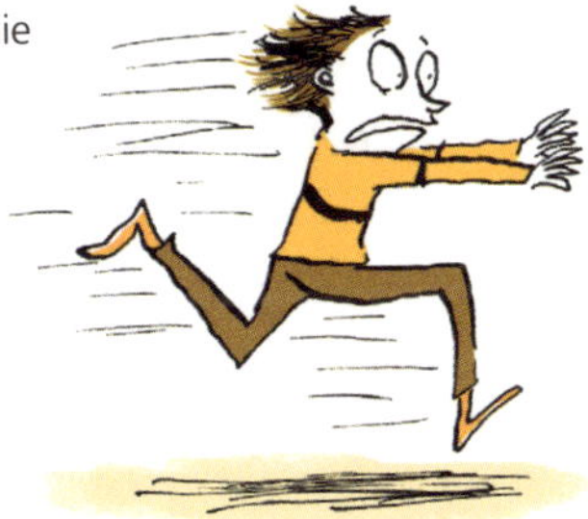

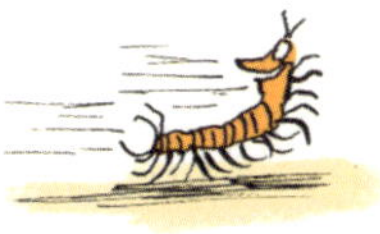

INTRODUCTION

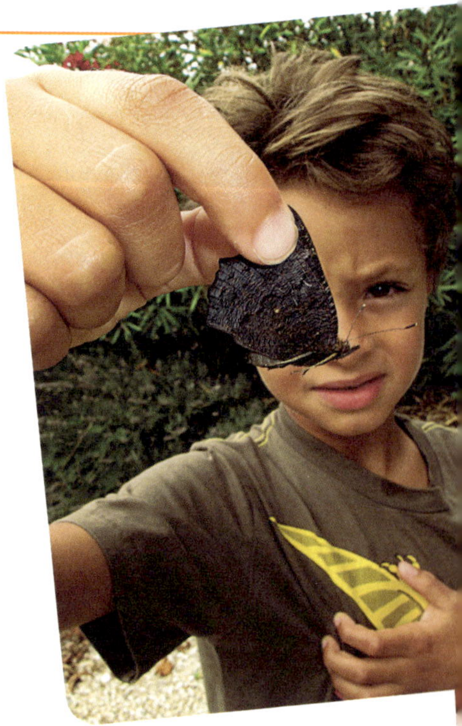

Vous en avez assez des bestioles ? Vous voulez passer de bonnes vacances ? Rester zen lorsque l'une d'entre elles s'approche de vous ? Mieux : vous souhaitez surprendre vos amis ? Étonner vos enfants ? Alors ce petit guide est fait pour vous. Simple et concis, il ausculte chaque bestiole collante ou indésirable et tente de vous expliquer pourquoi il est inutile et très exagéré de se faire du souci lorsqu'elle s'approche de vous. Surtout, ce livre précise comment agir ou réagir de façon raisonnée et pertinente.

Frelons, guêpes, vipères, crapauds… toutes ces créatures aux légendes tenaces sont passées en revue dans le but de faciliter la cohabitation et faire que leur présence ne soit plus préoccupante. Ce n'est pas un énième livre sur les « bêtes qui piquent », ni un traité de « lutte contre les bêtes ». C'est une nouvelle façon d'appréhender les bestioles et, surtout, c'est une mine de conseils de pro pour adopter la meilleure « bug attitude ».

Attitude vécue et testée pour vous ! Car elles sont rares les personnes de notre entourage qui savent répondre aux questions sur les bestioles. Les spécialistes des bêtes ne courent pas les rues, les « vipérologues » sont rares, les « guêpologues » se comptent sur les doigts de la main. Alors on se contente souvent des idées reçues ou des « y paraît que » de nos grand-mères, de nos parents, de nos amis… sans pouvoir distinguer le vrai du faux. Avec ce guide, il ne sera plus question de poser des diagnostics aléatoires ni de colporter des idées reçues !

Alors, avis aux sceptiques, aux accros des pesticides dangereux, aux stressés de la bestiole ou aux paranos du crapaud, ce guide est votre allié pour passer des printemps et des étés doux, reposants et enfin sereins !

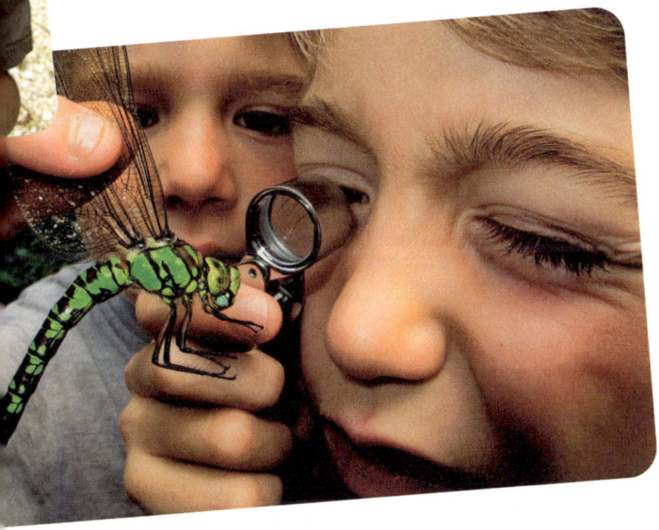

LES GUÊPES JAUNE ET NOIR : SOCIALES ET SANS REPROCHE

Qui es-tu ?

Parmi les milliers d'espèces de guêpes françaises, seule une vingtaine d'entre elles, jaune et noir, vivent en colonies. C'est le cas des frelons, qui ne nous ennuient pas, et de deux espèces qui nous embêtent : la guêpe commune et la germanique. Les polistes, avec leurs antennes rouge-orangé, sont également sociales, mais plus discrètes dans leurs petits nids ouverts et fixés sur la végétation ou, parfois, sous nos tuiles.

Hormis quelques espèces végétariennes totalement méconnues, les guêpes chassent ou parasitent d'innombrables petites bêtes qu'elles paralysent parfois à l'aide d'un aiguillon (ou dard) qui injecte du venin, comme leurs cousines les abeilles et certaines fourmis. Chez ces espèces sociales, toute la colonie meurt à l'automne, excepté les femelles fécondées (reines) qui partent hiverner dans un abri, avant de fonder une nouvelle colonie l'année suivante. Le nid fait de papier mâché ne sera pas réutilisé.

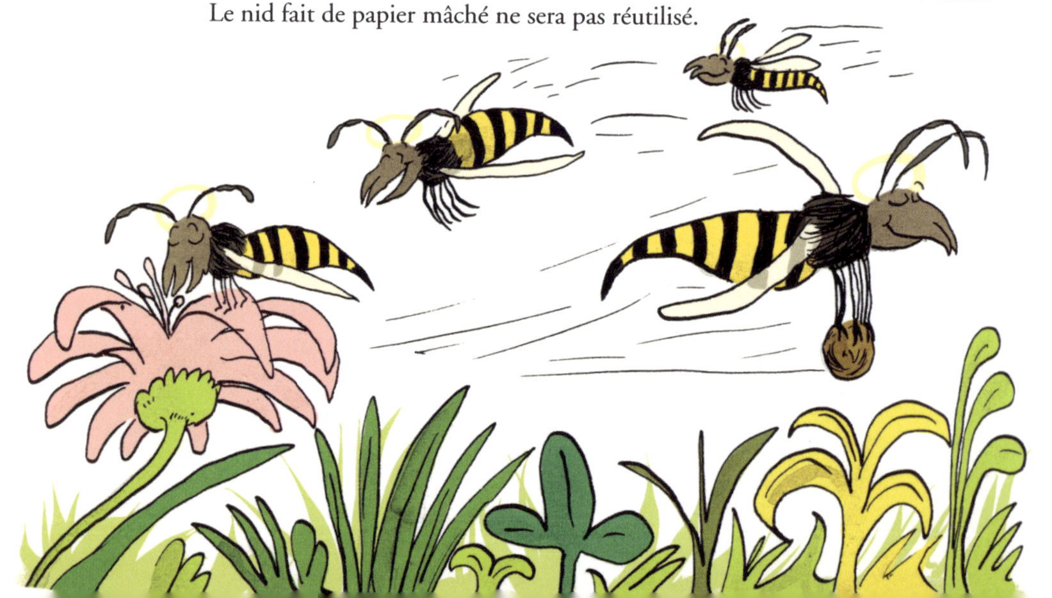

Pourquoi
tu t'approches de nous ?

Les espèces qui s'approchent de nous viennent chercher parfois le gîte, souvent le couvert. Lorsqu'il s'agit de nourrir leurs larves, c'est la viande de nos assiettes qui les intéresse, ou les proies du jardin : mouches, araignées, pucerons, chenilles, punaises… Remarquons au passage qu'elles nous débarrassent de ces indésirables. Après avoir découpé un morceau de viande, c'est en direction du nid qu'elles repartent avec leur butin. En revanche, lorsqu'il s'agit de se nourrir elles-mêmes, c'est surtout le sucre qui les intéresse, car les adultes butinent normalement les fleurs et grignotent les fruits mûrs. Parfois, elles cherchent de l'eau à boire ou pour rafraîchir le nid, voilà pourquoi certaines viennent au bord de la piscine. Quant au gîte, elles peuvent trouver le sol du jardin ou les combles de la maison à leur goût pour installer leur nid. Retenons qu'elles ne s'approchent jamais pour nous piquer ; de même pour les frelons, qui nous craignent terriblement, y compris les « frelons asiatiques » !

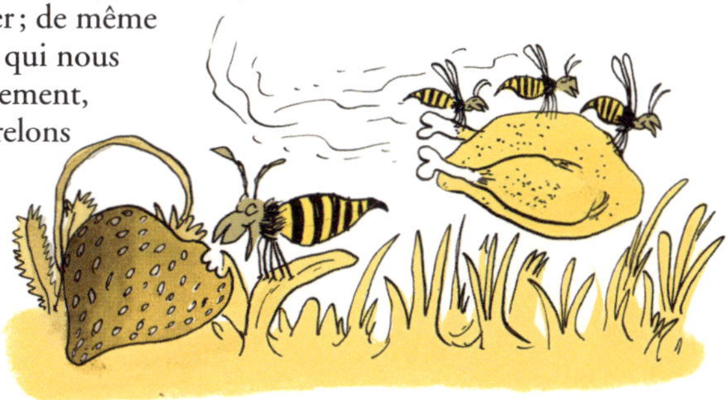

Pourquoi tu piques ?

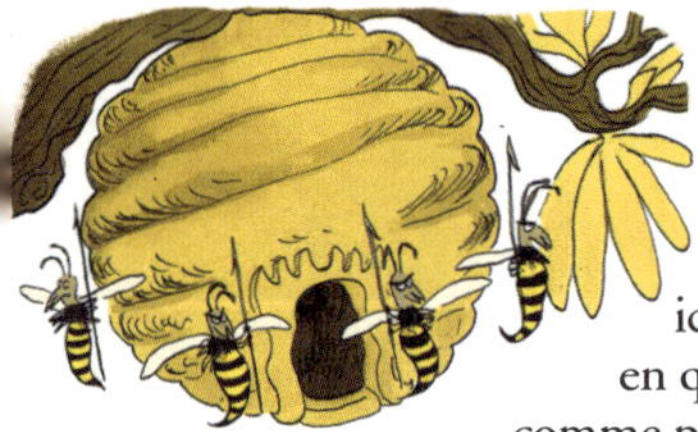

Uniquement pour trois raisons : si on approche trop près d'un nid (moins de 5 m environ) et si on la saisit ou qu'on marche dessus pieds nus. Précisons ici que les insectes sont en quelque sorte monotâche, comme programmés. Soit ils piquent pour défendre leur nid ; soit ils nous ignorent totalement car leur unique but est de trouver de la nourriture. Dans ce cas, nous pouvons essayer de les énerver, rien n'y fera.

Une solution antipiqûre ?

Une solution imparable : le plantain, lancéolé ou majeur. Cette plante est l'une des plus communes d'Europe et la plus efficace pour toute piqûre d'insectes. Il suffit de froisser la feuille et frotter fort la piqûre en faisant sortir le jus vert. Après quelques secondes sans y toucher, la douleur disparaît ! Sans plantain, frottez avec les feuilles de trois plantes différentes.

Conseils de pro

Pour les patients, stoïques

Lorsque la guêpe s'approche, laissez-la voler autour de vous et renifler avec ses antennes, c'est juste de la curiosité et non de l'animosité. Ne bougez pas trop, non pas parce qu'elle risque d'attaquer, mais pour éviter de la coincer entre deux parties de votre corps. Laissez-la prendre de la nourriture et s'en aller. Le seul risque est de la voir revenir… avec des copines. L'idéal pour déjeuner en paix est de placer à l'écart de la table un nourrissoir avec des morceaux d'aliments qui intéressent ces insectes.

Pour les impatients, précis

Lorsque la guêpe inspecte la table, vous pouvez lui taper dessus d'un coup sec dans les airs avec une tapette ou une fourchette. Attention, soyez calme et précis, pour ne pas l'envoyer sur votre voisin ou renverser la carafe d'eau ! Juste une petite tape sur la tête. Effet garanti : après s'être remise sur ses pattes, vexée, elle repartira et ne reviendra plus. Et, rassurez-vous, elle ne voudra pas se venger, car elle est seule et vulnérable loin de son nid.

Est-ce que l'on peut te toucher ?

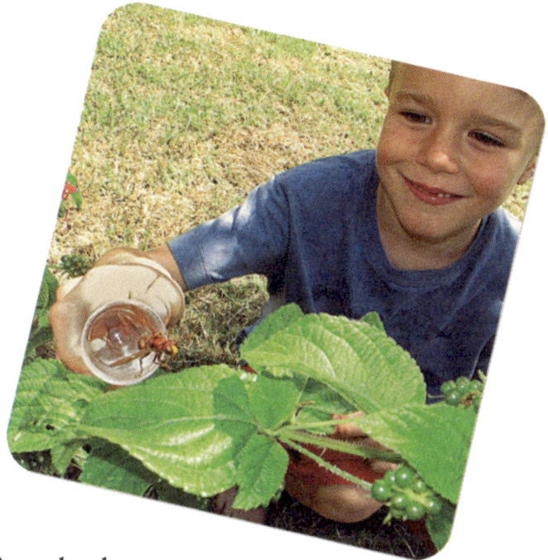

Non. Vous pouvez mettre un peu de confiture sur le bout du doigt et laisser une guêpe s'y poser et lécher. Mais, marcher dessus ou la prendre dans la main, c'est s'exposer à une piqûre. Mieux vaut la laisser tranquille ou la chasser délicatement. Quant au nid, inutile de s'approcher et risquer ainsi d'énerver la colonie. D'ailleurs, aux abords de leur nid, il est préférable de laisser tranquilles les insectes équipés d'un dard et vivant en groupes : guêpes communes, polistes, frelons, bourdons et abeilles domestiques.

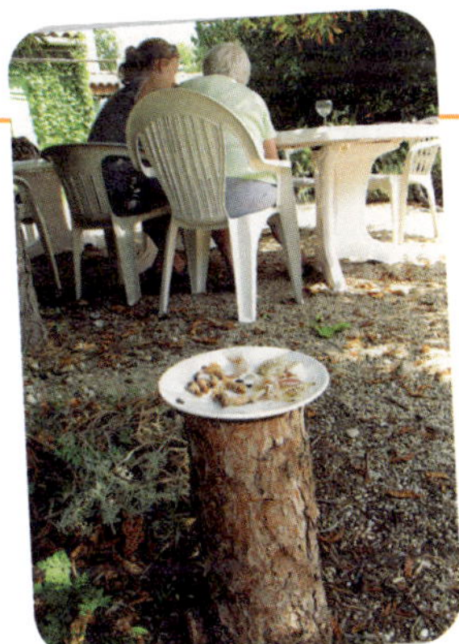

Pour les chasseurs-piégeurs
Séance bricolage : fabriquez un piège à guêpes ou achetez-le dans le commerce, mais en l'aménageant pour qu'il ne tue pas : c'est-à-dire en plaçant des reposoirs pour que les guêpes ne se noient pas dans l'appât. Placez-le à l'écart de la table et n'oubliez pas de libérer les guêpes plus tard.

Pour les phobiques
Éloignez ou cachez toute source de nourriture qui intéresse les guêpes. Ou alors allez déjeuner ailleurs ou profitez-en pour faire une sieste !

Pour ceux qui ont repéré un nid au grenier et qui ont un ami pompier
Inutile de paniquer car les nids situés sous nos toits abritent généralement des espèces qui ne viennent pas à table. Les pompiers tuent donc inutilement des nids de guêpes discrètes et utiles…

LES GUÊPES SOLITAIRES, GRACIEUSES ET VERTUEUSES

Qui es-tu ?

En France, le groupe des insectes appelés hyménoptères compte 8 000 espèces : 200 fourmis, 1 000 abeilles et plus de 6 000 « guêpes ». Ces milliers d'espèces de guêpes ont des mœurs, des formes et des couleurs très différentes des guêpes « classiques ». Chaque femelle vit sa vie, rencontre un mâle et construit seule le nid. Elles se désintéressent toutes totalement des hommes qui n'y font pas cas, alors que beaucoup d'entre elles volent, butinent, chassent et nichent dans nos jardins, jusqu'en ville. La guêpe maçonne jaune et noir qui construit ses petits nids de terre sur les murs des maisons du sud de la France se fait éventuellement remarquer avec sa très longue « taille de guêpe ». Les plus petites ne dépassent pas un millimètre, et un frelon peut mesurer 3,5 cm. De nombreuses espèces, comme les ichneumons, sont des parasites d'autres insectes, dont ceux de nos jardins.

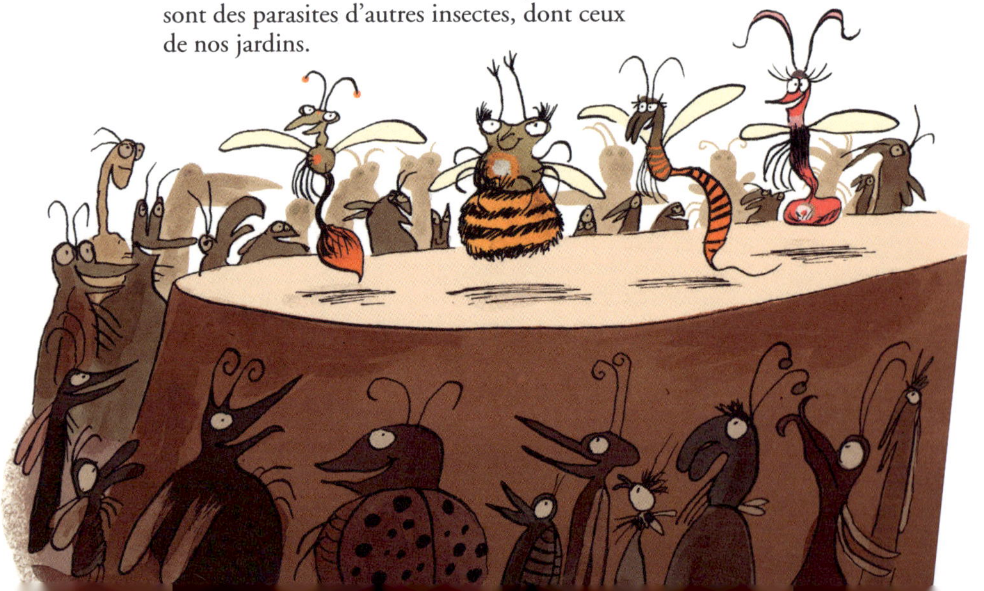

Pourquoi
tu t'approches de nous ?

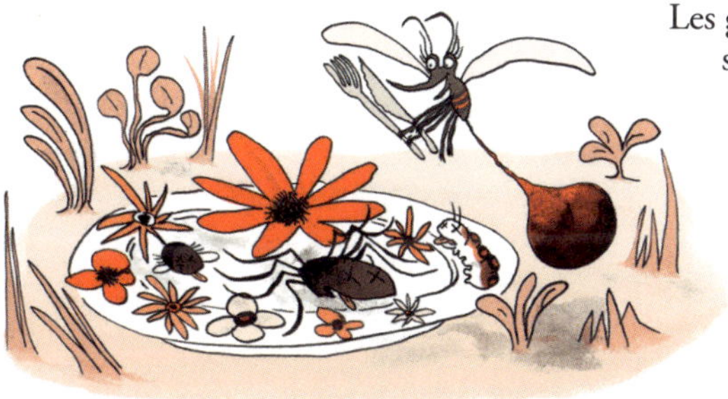

Les guêpes solitaires ne s'approchent pas de nous, du moins de nos assiettes. Ce qui les attire, ce sont nos fleurs à butiner et nos proies à capturer : punaises, chenilles, mouches, pucerons, araignées… Comme les guêpes sociales, elles sont prédatrices pour leurs larves carnassières. Parfois, certaines trouvent nos jardins ou nos maisons à leur goût pour installer leur petit nid. Creusés dans le sol ou placés dans un petit trou de bois mort ou de mur, les nids sont installés par chaque femelle après l'accouplement, un peu comme le font les abeilles sauvages (voir p. 20). Dans ces trous, la femelle compartimente des « chambres d'enfants » et y place des proies paralysées avec du venin, avant de pondre. Une fois remplis, les nids sont bouchés, parfois avec de la terre. Puis, la larve éclot sur sa nourriture, grandit et se métamorphose en adulte. Elle ne sortira, en général, que l'année suivante.

Pourquoi tu piques ?

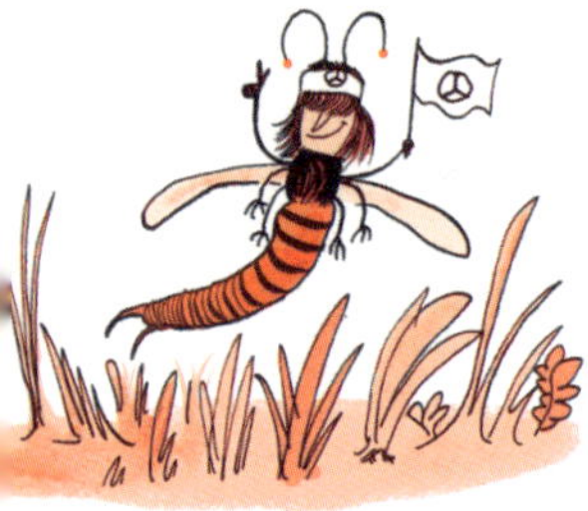

Ces guêpes ne piquent pas l'homme, car certaines n'ont même pas de dard ; les autres n'ont pas de colonie à défendre. Nous n'avons d'ailleurs jamais l'occasion de marcher dessus ou de les saisir. Si cela nous arrivait, les grandes espèces pourraient nous piquer. Mais ces guêpes qui élaborent seules leur nid ne prennent pas le risque de s'approcher des hommes, comme le font les ouvrières des guêpes sociales. Une guêpe solitaire est comme une « reine » seule, sans défense.

Une solution antipiqûre ?

Comme pour toute piqûre d'insecte, frottez la piqûre avec du plantain (ou trois espèces de plantes) ou mettez une crème apaisante. Mais, je le répète, l'homme n'est que très rarement piqué !

Conseils de pro

Pour les accueillants, soucieux de la biodiversité

Avec les enfants, ou seul, n'hésitez pas à construire des abris et des nichoirs qu'on pourra rassembler dans un « hôtel à insectes ». Ces dispositifs plaisent particulièrement aux guêpes solitaires (et aux abeilles solitaires) car ils reproduisent des habitats naturels de plus en plus rares en ville : bois mort, vieux murs ou tiges de plantes creuses, anfractuosités diverses, talus… (Voir les adresses utiles pour le plan de construction d'un tel hôtel, p. 95, *Accueillir les animaux chez soi*.)

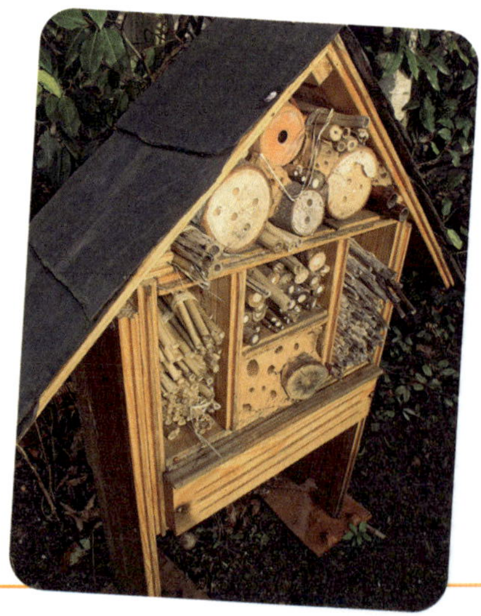

Est-ce que l'on peut te toucher ?

Non et oui. Certaines espèces, comme les guêpes communes, ont un dard. On peut toujours tripoter un mâle, mais il est nécessaire d'être expert pour le reconnaître ! On peut en revanche accueillir ces guêpes dans des nichoirs et les capturer délicatement avec un filet à insectes pour les observer avant de les relâcher. Manipulées sans être contraintes, ces guêpes sont à observer de près tant certaines sont remarquablement colorées et de formes surprenantes.

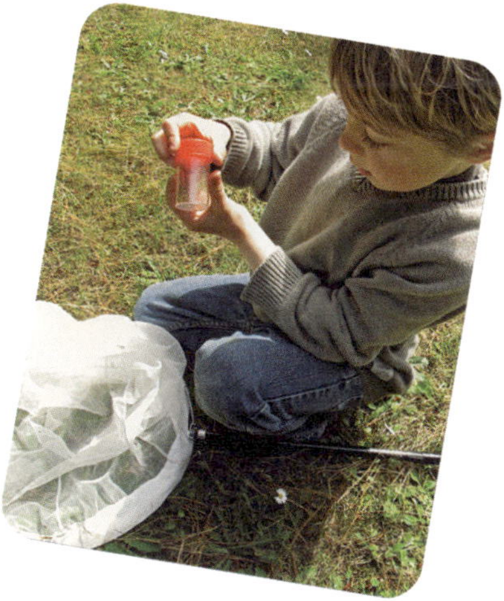

Pour les moins stressés

Observez-les butiner ou rentrer et sortir du nid, car le spectacle de leurs allers et retours est remarquable, surtout lorsque la guêpe y entre en portant une proie paralysée. Examiner, à la fin de l'ouvrage, l'obstruction du trou d'entrée est tout aussi passionnant.

Pour les paranos

Ne vous approchez pas des fleurs où les guêpes butinent. Ou supprimez toutes les fleurs du jardin ! Mais qui ferait une chose aussi radicale et destructrice ? Que les paranos se rassurent, ces insectes sont si discrets qu'il est inutile de penser à eux…

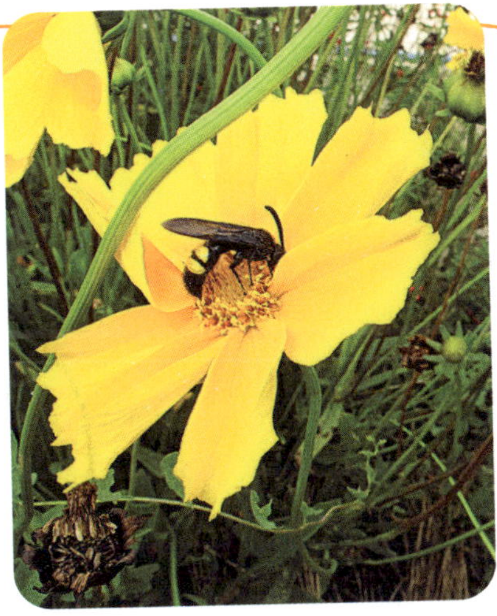

LES ABEILLES À MIEL… PAS SI SYMPATHIQUES QUE ÇA !

Qui es-tu ?

L’abeille domestique, ou abeille des ruches, est celle qu’on appelle « l’abeille ». Pourtant, les spécialistes savent que le monde des abeilles est très varié et qu’il existe environ 1 000 espèces françaises ! Parmi elles, l’abeille domestique est la seule qui vit en grande colonie et qui fabrique du miel. Originaire d’Asie, elle est domestiquée depuis la préhistoire, pour son miel ou sa cire principalement. Mais elle ne survivrait pas dans le nord de l’Europe si on ne l’abritait pas dans des ruches. Si on parle autant d’elle, et jamais des espèces sauvages et solitaires, c’est parce qu’elle intéresse les hommes, qui vendent ses produits et utilisent ses capacités à polliniser les grands espaces agricoles. Les abeilles sauvages, comme les autres pollinisateurs, ne sont plus assez nombreuses.

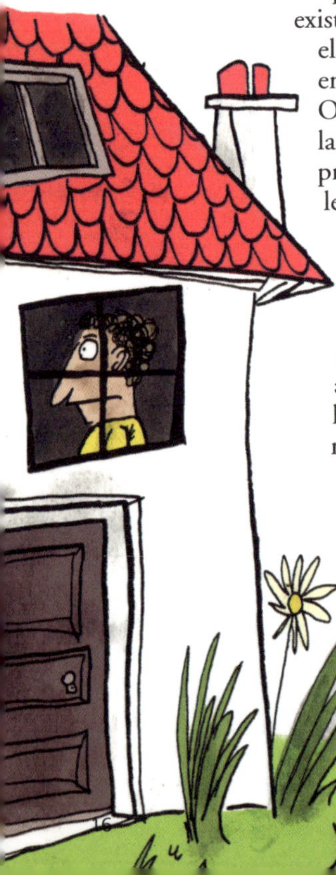
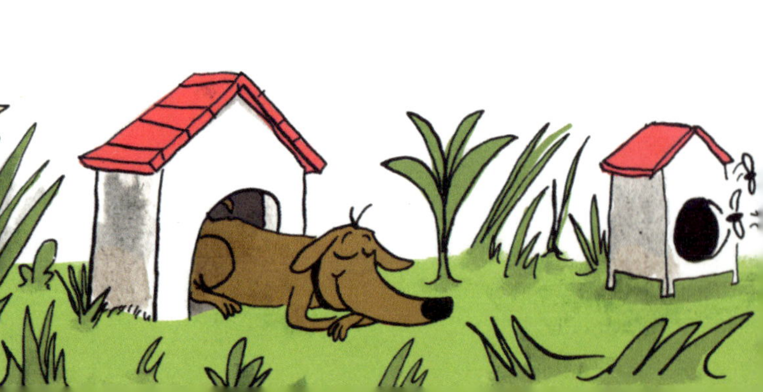

Pourquoi tu t'approches de nous ?

Ce sont plutôt les hommes qui s'approchent d'elle, au risque de se faire piquer ! Car l'abeille domestique ne vient pas naturellement vers nous. Ce sont nos fleurs qui les attirent pour leur nectar (fabrication du miel) et leur pollen (protéines pour les larves).

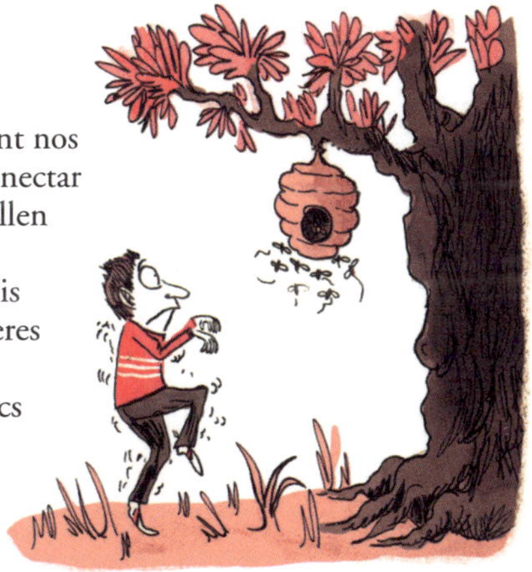

Nos pièces d'eau peuvent parfois accueillir de nombreuses ouvrières qui viennent s'hydrater. Il leur arrive aussi de trouver nos troncs creux ou nos greniers à leur goût pour installer leur colonie. Mais c'est assez rare, car les essaims en errance sont souvent récupérés par l'apiculteur qui les reloge dans une ruche vide. Quoi qu'il en soit, loin de la ruche, la cohabitation avec une colonie sauvage est envisageable tant que l'on ne s'approche pas trop près du nid (pas moins de 5 m environ).

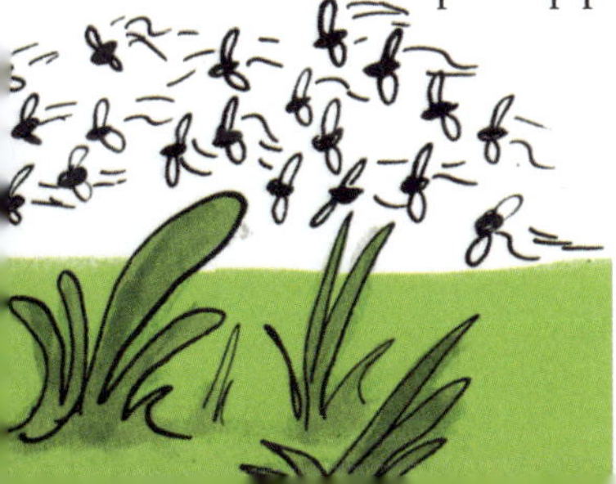

Pourquoi tu piques ?

Comme la plupart des insectes sociaux, ces abeilles défendent leur nid si elles le sentent menacé. Pour une abeille domestique, cette situation est rare car elle supporte bien notre présence. Il faut généralement s'approcher de très près, déplacer la ruche ou prélever du miel pour déclencher leur système de défense. Si c'est le cas, les ouvrières nous piquent à l'aide de leur dard qui perce notre peau et injecte du venin. Elles meurent de cette opération car le dard reste coincé dans notre peau et rompt la glande à venin qui lui est rattachée. Mais elle aura le temps de prévenir les autres en utilisant une odeur spécifique, et c'est l'attaque en masse ! Certaines ouvrières se coincent exprès dans nos cheveux, nos poils, pour vrombir et nous effrayer davantage. Une seule solution : se mettre hors de danger.

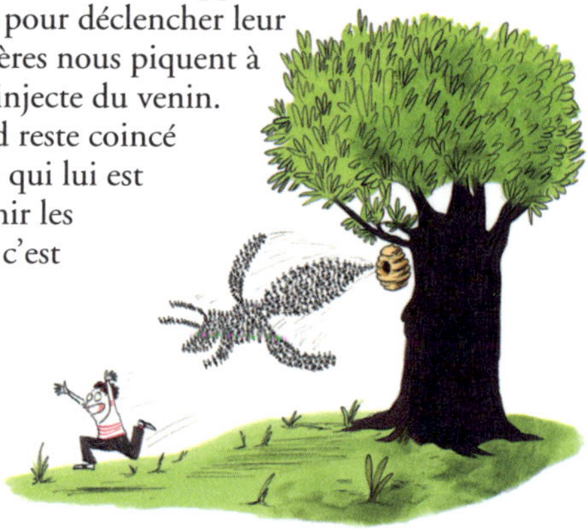

Conseils de pro

Pour les passionnés, super-accueillants
Vous pouvez envisager d'installer une ruche chez vous. Mais, si votre but est d'« accueillir la biodiversité », c'est une fausse bonne idée, car des abeilles importées et très nombreuses peuvent déranger la biodiversité locale, notamment les pollinisateurs sauvages déjà présents. En revanche, si vous souhaitez avoir une activité artisanale et faire votre miel, renseignez-vous.

Pour les stoïques, accueillants
Laissez ces abeilles butiner tranquillement, offrez-leur des endroits sauvages, avec des herbes folles pleines de nectar et exemptes de pesticides. Laissez les essaims s'installer, les abeilles savent qu'elles devront cohabiter avec vous et ne chercheront pas à vous piquer. Sauf, évidemment, si l'accès au nid est accessible à des enfants et ne peut être sécurisé.

Est-ce que l'on peut te toucher ?

Non et oui. À condition qu'elle soit loin de sa colonie, une abeille domestique peut être posée délicatement sur la main. Attention cependant aux abeilles un peu groggy qu'on trouve par terre et qui, en fin de vie, peuvent piquer en un réflexe incontrôlé. En revanche, s'ils sont près de leur ruche, ces insectes armés et très nombreux sont à éviter ! D'autant que l'abeille domestique est l'insecte français le plus dangereux. Elle est responsable d'une quinzaine de décès chaque année, à cause des nombreuses piqûres ou des allergies. Les mâles, eux, ne piquent pas.

Une solution antipiqûre ?

Si les piqûres sont abondantes (plusieurs dizaines), il est préférable de consulter un médecin. Sinon, retirez doucement le dard sans appuyer sur la glande à venin blanchâtre qui est restée accrochée et qui se viderait complètement. Pour cela, raclez le dard au ras de la peau avec un couteau (délicatement !) ou utilisez une pince à épiler qui saisira le dard sous la glande. Frottez avec du plantain ou une crème apaisante, et surveillez les signes éventuels d'une allergie.

Pour les stressés qui ont un ami pompier

Supprimez toute source de nectar dans le jardin ou sur le balcon. Mais est-ce envisageable ? Non, alors rejoignez le club des stoïques accueillants si possible ! En cas de présence d'essaims, n'appelez pas un pompier destructeur, mais plutôt un apiculteur qui viendra, presque toujours, récupérer la colonie.

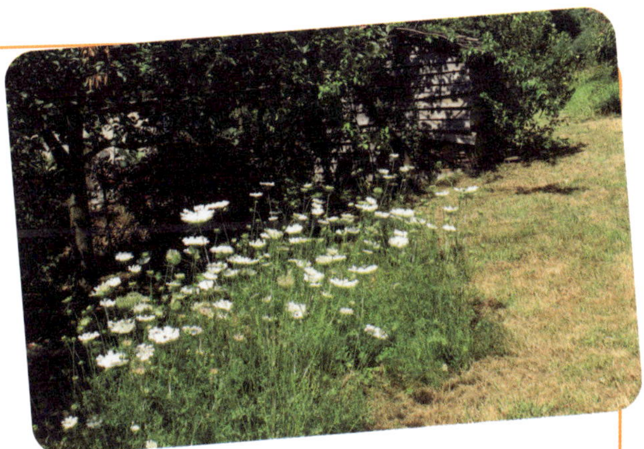

LES ABEILLES SAUVAGES,
SOUVENT SOLITAIRES, TOUJOURS DÉBONNAIRES

Qui es-tu ?

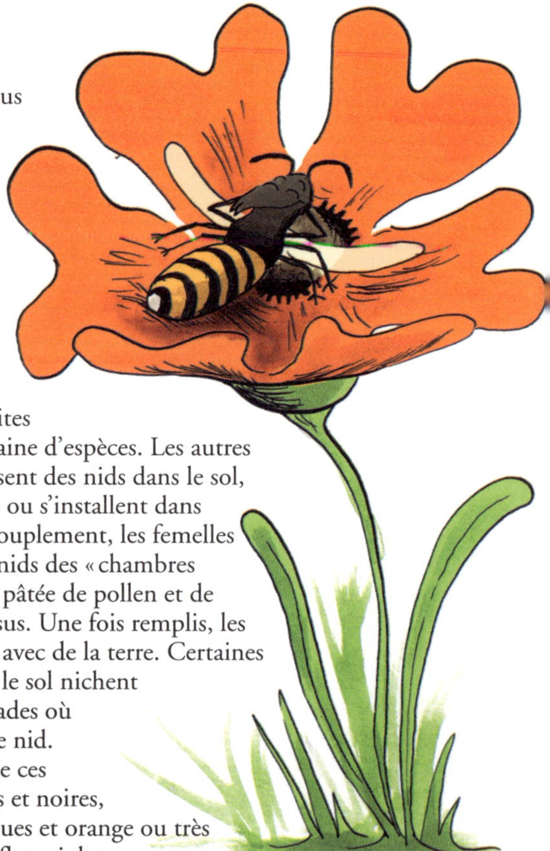

La variété des abeilles est plus grande qu'on le croit. En France, il y a environ 1 000 espèces réparties au sein de 6 familles. Il y a très peu d'espèces sociales, et une seule vit en ruche et fabrique du miel : l'abeille domestique. Les bourdons et quelques espèces subsociales vivent en colonies beaucoup plus petites et représentent une soixantaine d'espèces. Les autres abeilles sont solitaires, creusent des nids dans le sol, fabriquent des nids de terre ou s'installent dans des petits trous. Après l'accouplement, les femelles compartimentent dans ces nids des « chambres d'enfants » et y placent une pâtée de pollen et de nectar avant de pondre dessus. Une fois remplis, les nids sont bouchés, souvent avec de la terre. Certaines des espèces qui vivent dans le sol nichent parfois en immenses bourgades où chaque femelle a son propre nid.
Les formes et les couleurs de ces abeilles sont variées : petites et noires, grandes avec des pattes poilues et orange ou très grosses et noires avec des reflets violets comme l'abeille charpentière qui vient dans les jardins.

Pourquoi tu t'approches de nous ?

Les abeilles solitaires ne s'approchent pas de nous. Elles sont attirées par nos fleurs pour nourrir leurs larves, à tel point qu'un massif de fleurs peut accueillir des dizaines d'espèces d'abeilles différentes. Souvent, nos jardins ou nos habitations leur offrent un site idéal pour installer leur nid. Un sol nu et ensoleillé, un toit de chaume, du bois mort ou le trou d'évacuation d'eau en bas des fenêtres exposées au sud.
La glycine attire notamment la plus grande abeille d'Europe : l'abeille charpentière. Quant aux bourdons, il leur arrive d'établir leurs colonies dans un terrier de rongeur abandonné (voilà pourquoi les énormes reines volent au ras du sol à la sortie de l'hiver) ou parfois dans un nichoir à oiseaux vide, voire dans un vieux matelas plein de fibres qui traîne !

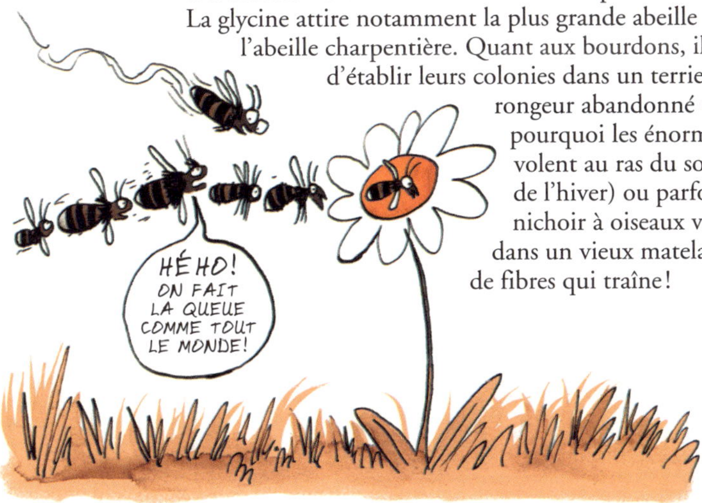

Pourquoi tu piques ?

Ces abeilles ne nous piquent pas, car elles ne défendent pas leur nid comme l'abeille domestique qui peut sacrifier des ouvrières sans mettre en péril la reine. Pour qu'elles nous piquent, il faudrait saisir une femelle (les mâles ne piquent pas). Et encore, les petites espèces ne peuvent transpercer notre peau avec leur dard. En revanche, il peut arriver qu'on marche pieds nus sur un bourdon qui butine du trèfle ou qu'un enfant l'attrape avec la main. Eh oui, en ce cas, il arrive qu'il pique !

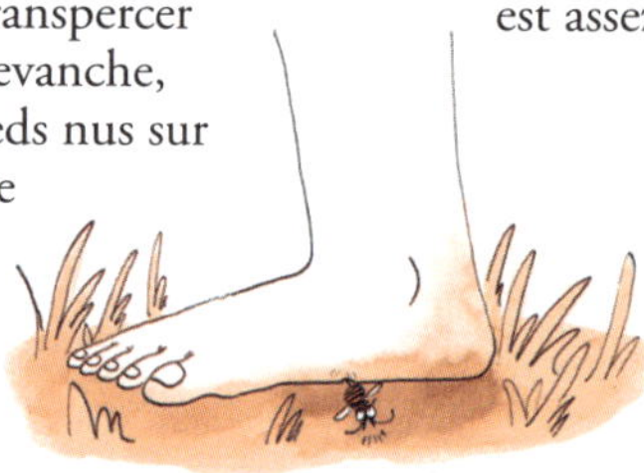

Une solution antipiqûre ?

Si vous marchez sur un bourdon, frottez avec du plantain ou mettez une crème apaisante car, comme celle de l'abeille domestique, la piqûre est assez douloureuse.

Conseils de pro

Pour les accueillants, pédagogiques

Seul ou avec les enfants, construisez des abris et des nichoirs à insectes que vous pourrez rassembler dans un « hôtel à insectes ». Ces installations attirent particulièrement les abeilles solitaires (et les guêpes solitaires) qui s'installent dans le bois mort ou les tiges de plantes creuses. Un hôtel à insectes reproduit une partie des habitats naturels devenus de plus en plus rares en ville, où les vieux murs sont refaits, le bois mort éliminé et les talus de terre aménagés. Les bourdons apprécieront un pot de fleurs enterré à l'envers, un nichoir à oiseaux ou d'autres abris. Voir les adresses utiles pour le plan de construction d'un tel hôtel (p. 95, *Accueillir les animaux chez soi*).

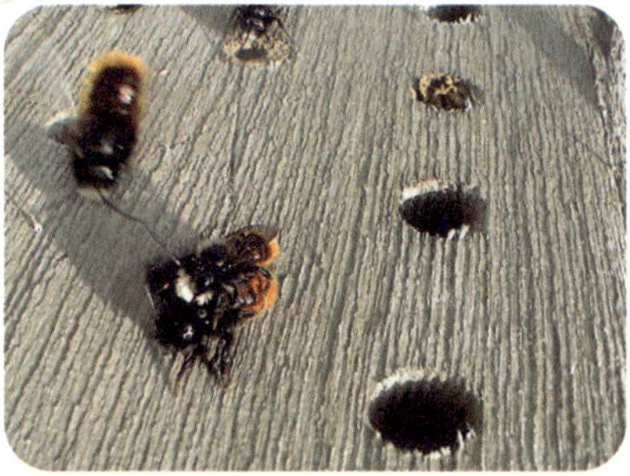

Est-ce que l'on peut te toucher ?

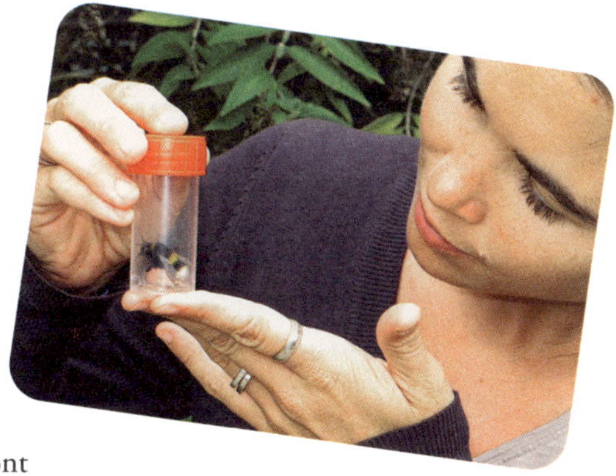

Non. Comme toutes les abeilles, les femelles ont un dard (certaines personnes sont allergiques à ces piqûres). Il est possible de tripoter un mâle, mais il faut être un expert pour le reconnaître ! On peut en revanche accueillir ces abeilles dans des nichoirs et les capturer délicatement avec un filet à papillons pour les observer avant de les relâcher. Et les bourdons ? *Idem*, les femelles ont un dard, mais si, toujours loin de son nid, on la pose délicatement dans sa main il n'y a guère de risque.

Pour les amateurs de spectacles, naturels

Observez-les butiner, ou rentrer et sortir de leur nid, les abeilles solitaires apportant nectar et terre, les bourdons se relayant : spectacle garanti !

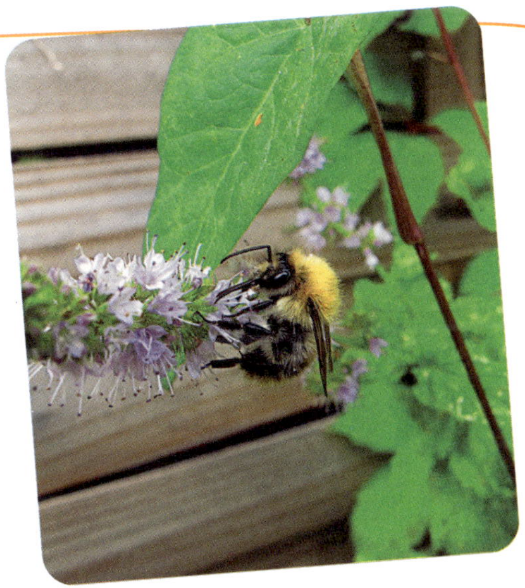

Pour les paranos

Ne vous approchez pas des fleurs où les insectes butinent, car supprimer toutes les fleurs du jardin peut s'avérer impossible, voire inutile et destructeur ! Évitez l'entrée directe d'un nid de bourdons, mais vous n'avez rien à craindre en l'observant de loin.

PEU RAGOÛTANTES ET AGAÇANT
VIVE LES MOUCHES !

Qui es-tu ?

Avec les moustiques, les mouches forment la grande famille des diptères, c'est-à-dire des insectes avec deux ailes seulement. Il y a plus de 6500 espèces en France, et la plupart sont très différentes de l'idée qu'on se fait d'une mouche. Minuscules, énormes, jaunes, noires, rouges, dorées… certaines ressemblent même à des guêpes jaune et noir pour effrayer les prédateurs (voir p. 8). Cependant aucune mouche n'a d'aiguillon, les rares qui nous « piquent » le font à l'aide d'une bouche pointue. Les mouches ont des modes de vie variés et, selon les espèces, leurs asticots sont prédateurs, nécrophages (se nourrissent de cadavres), coprophages (de crottes) ou végétariens. C'est pour cela que les mouches comptent parmi nos meilleurs « éboueurs » des campagnes. Les adultes, eux, visitent les fleurs et les liquides chargés en sels minéraux, comme les larmes d'une vache, les humeurs d'une crotte ou d'un cadavre, beurk. D'autres espèces sont prédatrices et chassent au vol d'autres insectes, comme le font les libellules ! Enfin, les syrphes, ces petites mouches qui ressemblent à des guêpes, pondent des asticots dévoreurs de pucerons dans les jardins.

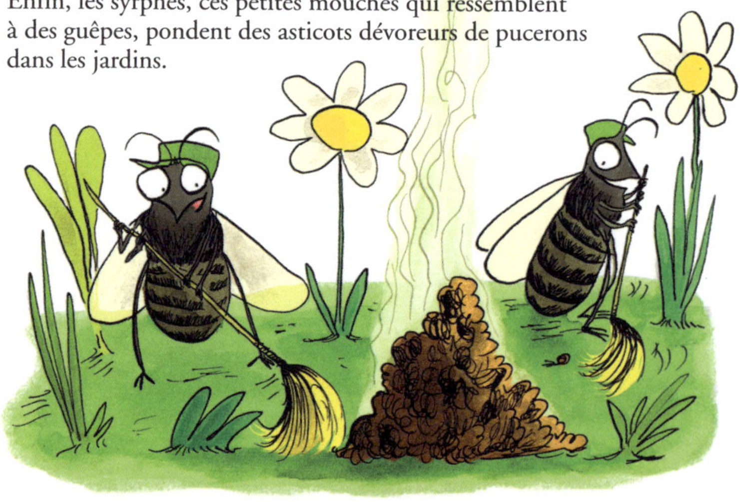

Pourquoi
tu t'approches de nous ?

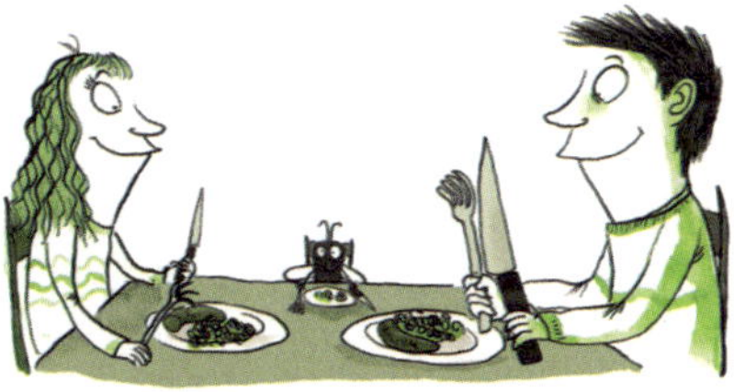

Dans les campagnes, certaines mouches prélèvent notre sang (voir p. 28). Celles qui entrent dans nos maisons sont attirées par deux choses : le gîte et le couvert. Côté couvert, les adultes recherchent plutôt des liquides. Pour les larves, cela dépend des espèces. Les femelles d'espèces peu difficiles se contentent de restes oubliés derrière la cuisinière ou dans un placard. La mouche du fromage ne pense qu'au fromage, d'où les cloches ! Les fruits mûrs attirent les minuscules drosophiles. La grosse mouche bleue vrombit fort mais repart s'il n'y a pas de matière en décomposition. Les psychodes affectionnent les dépôts des canalisations. La petite mouche domestique zigzague autour des lustres pour effectuer sa parade amoureuse. Dans le jardin, les mouches vertes, les lucilies, peuvent pondre sur la viande qui attend à côté du barbecue, et la grande mouche à damier parasite les vers de terre.

Côté gîte, les mouches des greniers et les mouches d'automne se remarquent lorsque leurs cadavres jonchent le sol, par centaines. Elles n'entrent pas pour se nourrir ou pondre, elles cherchent un abri frais pour passer l'hiver. Seulement, si l'endroit est chauffé, cela les empêche d'entrer en hivernation (diapause) et elles meurent alors épuisées.

Pourquoi tu piques ?

Toutes ces mouches évitent notre contact direct, excepté la mouche domestique qui peut se poser sur nous et nous empêcher de faire la sieste si on est chatouilleux. Elles ne piquent pas non plus, y compris celles qui ressemblent à des petites guêpes – les syrphes dont les asticots mangent les pucerons.

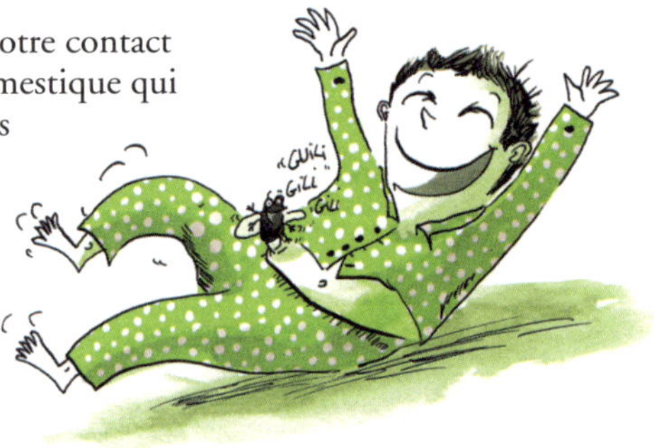

Conseils de pro

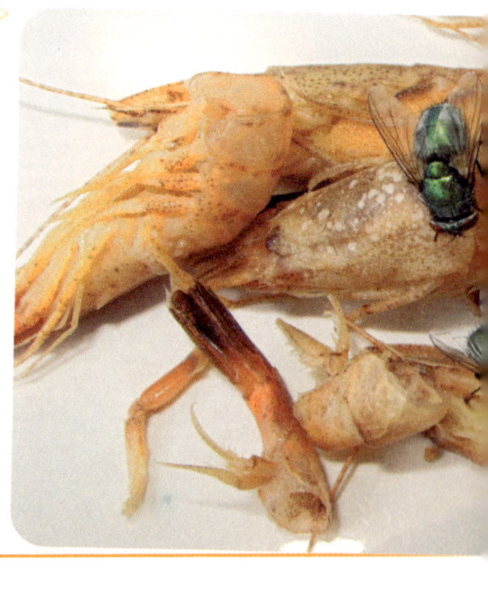

Pour les stoïques, rêveurs
Regardez les mouches voler. Leur vrombissement fait partie des sons de la campagne que les urbains ont oubliés. Par mesure d'hygiène, mettez sous protection toute source de nourriture.

Pour les délicats, bricoleurs
Optez pour une protection efficace et imparable : les rideaux de porte en lamelles et les moustiquaires de fenêtre. Grâce à eux, vous pouvez ne plus voir une seule mouche voler

Est-ce que l'on peut te toucher ?

Oui. L'immense majorité des mouches ne piquent pas. Même celles qui piquent ne le font pas lorsqu'on les saisit, comme le ferait une guêpe avec son dard. Cependant, tenter d'attraper une mouche avec la main demande dextérité et adresse ! N'hésitez pas à capturer une mouche bleue ou verte pour observer ses couleurs métalliques splendides, surtout sous une loupe. Si, si !

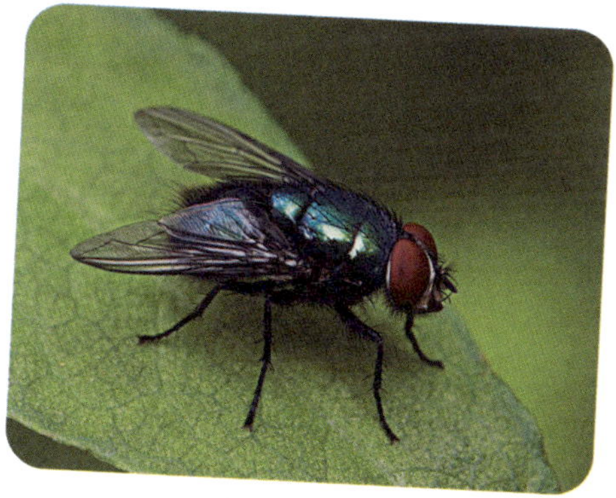

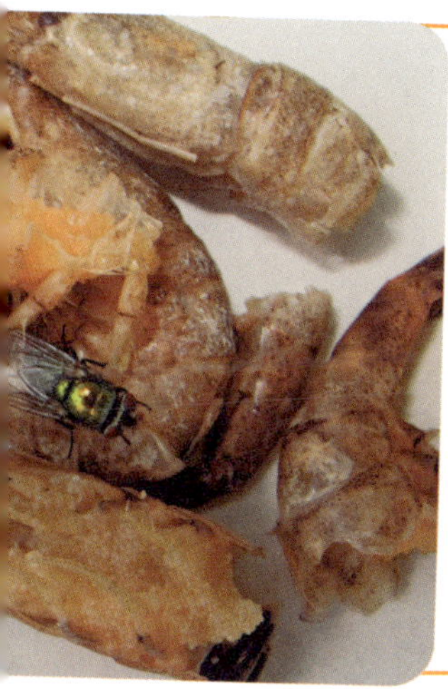

chez vous. Cette protection mécanique était largement utilisée dans les campagnes, et son efficacité est prouvée. Seulement, c'est peu discret et il est nécessaire de bricoler un peu.

Pour les délicats, sans pitié

Seule une hygiène draconienne empêche l'installation des mouches à domicile. Aucune denrée ne doit être à la portée des femelles. Bien qu'elles soient toujours attirées par les odeurs, elles repartiront si la nourriture est inaccessible. La mouche domestique est la plus squatteuse, d'où l'emploi des rubans collants et meurtriers…

SALES TAONS ET AUTRES SUCEURS DE SANG

Qui es-tu ?

Parmi les mouches qui piquent et sucent notre sang, il y a les célèbres taons. D'autres sont plus discrètes et méconnues : phlébotomes, simulies, cératopogonidés, hippobosques… Ces « moucherons » sont responsables des piqûres qui viennent « de nulle part » lorsqu'on se balade dans la campagne. Les mouches ne piquent pas avec un aiguillon comme le font les guêpes ou les abeilles. Elles percent notre peau à l'aide de leur bouche aux pièces buccales pointues et aiguisées. Ce sont principalement les femelles qui nous piquent, ou plutôt nous mordent, car elles ont besoin de notre sang pour fabriquer leurs œufs. Ensuite, chez le taon commun, la femelle pond dans la vase car ses gros asticots y vivent et capturent des insectes aquatiques. On remarquera que la larve du taon est un utile prédateur…

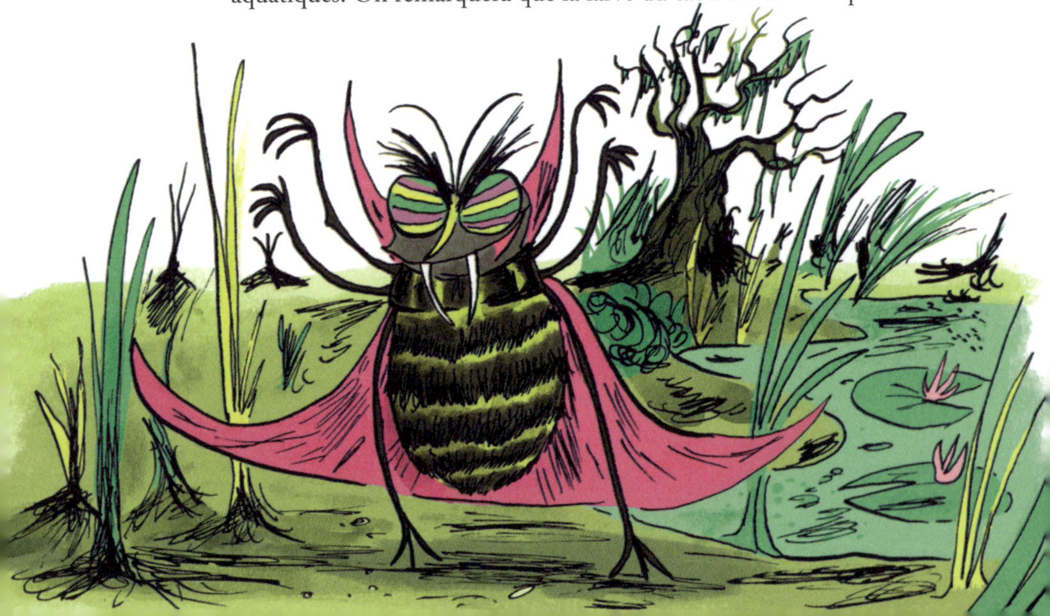

Pourquoi tu t'approches de nous ?

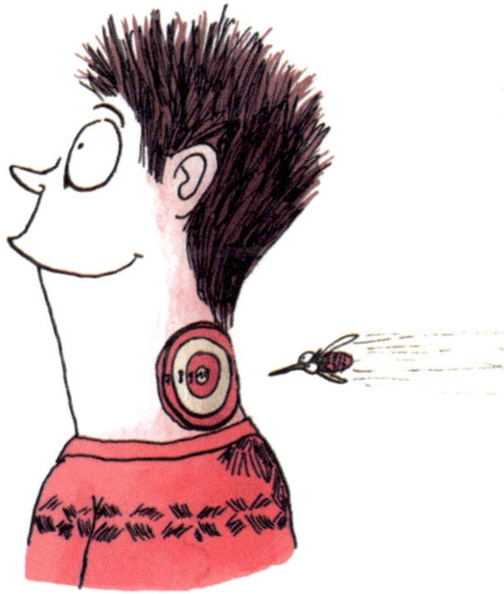

Les mâles ne s'approchent pas de nous. Ils sucent tranquillement le nectar des fleurs et d'autres substances végétales liquides. Ce sont les femelles qui, attirées par notre chaleur, les gaz dégagés par notre peau et nos mouvements, viennent prélever notre sang. Ces petits vampires utilisent les protéines du sang pour fabriquer leurs œufs, à la manière des moustiques. Lorsque nous passons non loin d'un site de ponte, nous pouvons entendre leur vrombissement, surtout à partir de mai. Mais elles viennent rarement dans les jardins très urbains – ce sont en effet des animaux de la campagne. Une fois qu'elles nous ont repérés, elles se jettent sur nous d'un vol direct et rapide. Les taons ont la faculté de se poser sur nous sans que nous les voyions et d'atterrir avec des amortisseurs (si, si) pour ne pas éveiller les soupçons. Ils agissent souvent de façon si rapide et précise que leur présence se fait remarquer seulement lorsque cela pique et gratte, c'est-à-dire… trop tard !

Pourquoi tu piques ?

Pour fabriquer les œufs ! Comme les moustiques femelles, avant de pondre, ces mouches cherchent un vertébré à mordre. Seule la mouche des étables, femelle comme mâle, se nourrit de sang, mais cette mouche est rare loin des étables.
Dans une maison ou une voiture, il est très rare de se faire mordre par un taon, très peu adepte de l'enfermement. Inutile de paniquer au volant, il ne cherchera qu'à sortir !

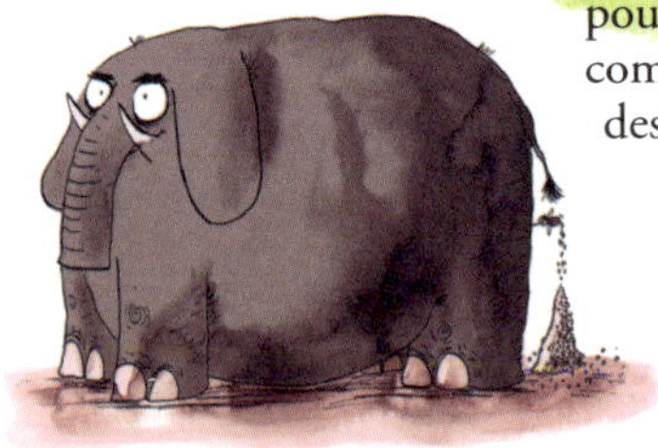

Une solution antipiqûre ?

Encore une fois, le plantain, lancéolé ou majeur, est très efficace pour ce type de « piqûre » comme pour celle des moustiques.

Conseils de pro

Pour les contemplatifs, pédagogues
Demandez aux enfants de l'attraper, rapidement à la main ou avec un filet à papillons. Observez-le sous une loupe ; de près, le spectacle est garanti.

Pour ceux qui ne veulent pas prendre de risque
Comme le taon cherche toujours à se cacher des regards pour ne pas être repéré, il est utile de porter des couleurs claires, comme un haut blanc. Pour un taon de couleur sombre, être repérable sur un tee-shirt blanc est insupportable !
Évitez les lieux où il y a des animaux domestiques (chevaux, vaches…) car les taons peuvent se rabattre sur vous si vous passez non loin.

Pour les énervés, téméraires
Si vous avez identifié et repéré un taon, il est inutile de gesticuler ou de le frapper illico. Il décollera

Est-ce que l'on peut te toucher ?

Oui. La bouche qui nous pique n'est pas une arme facile à manier, comme l'aiguillon de la guêpe. Si vous la saisissez un taon, il cherchera à partir, tout simplement. Pour attraper un taon, il faut être (très) rapide ou avoir un filet à papillons. Mais pourquoi attraper un taon ? Eh bien pour ses beaux yeux ! Verts zébrés de rouge et de bleu noir, ils font partie des plus beaux yeux du monde des insectes…

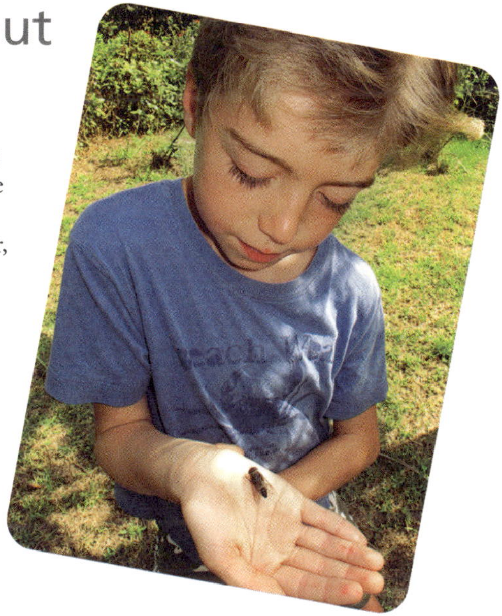

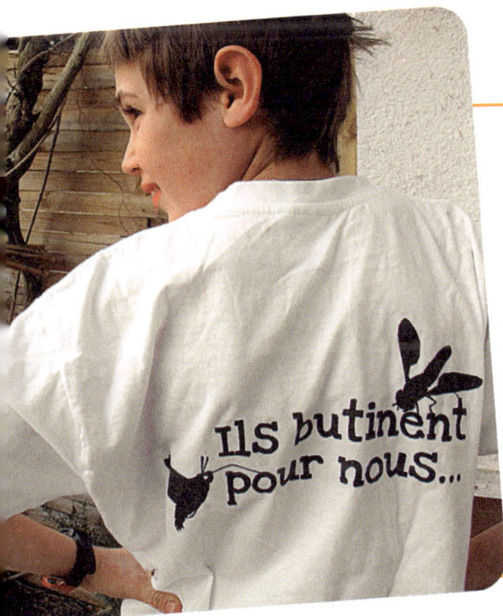

avant que votre geste l'atteigne et se posera de nouveau, souvent immédiatement, dans votre dos, échappant sciemment à votre champ de vision, alors que vous pensez l'avoir chassé. Et, cette fois, il vous piquera. Il peut aussi aller non loin et attendre le bon moment… En revanche, il est recommandé de le laisser se poser sur vous et commencer à piquer (*sic !*) avant de lui taper dessus. Eh oui, une fois installé, le taon est tellement concentré sur sa tâche qu'il se laisse prendre sans pouvoir décoller assez vite !

LES MOUSTIQUES ET LEURS COUSINS : PEAUX SUCRÉES, PEAUX PARFUMÉES, PEU IMPORTE !

Qui es-tu ?

Ah, les moustiques ! Si seulement nos nuits d'été pouvaient être épargnées par ses *bzz bzz* ! Avec les inoffensifs cousins, ces insectes sont proches des mouches. Comme elles, ils n'ont que deux ailes, ce sont des diptères. Parmi les espèces qui nous embêtent, deux seulement fréquentent nos maisons : le moustique commun et le grand moustique, avec ses ailes et ses pattes tachées de noir. Dans la campagne, ce sont surtout les moustiques des bois qui se régalent de nous et d'autres vertébrés. Après avoir piqué, les femelles vont pondre sur l'eau où leurs œufs, seuls ou en paquet, flotteront tels des petits radeaux. Une fois éclose, la larve plonge dans l'eau, son élément. Elle y grignote de micro-algues pour grandir et se métamorphoser à la surface de l'eau (à ce sujet, n'hésitez à revoir la séquence magistrale du film *Microcosmos* [1]).

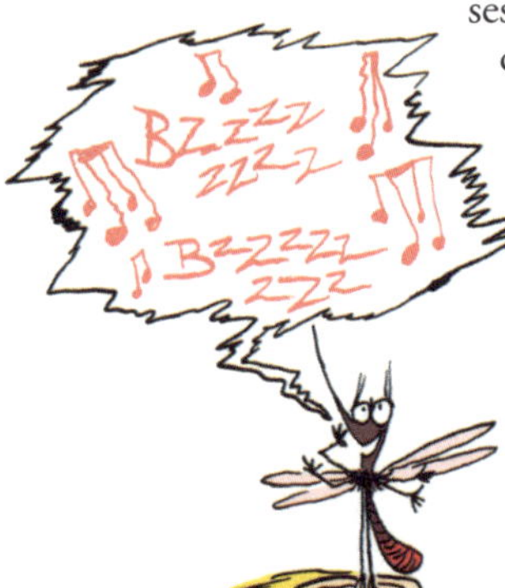

1. *Microcosmos. Le peuple de l'herbe*, réalisation Claude Nuridsany et Marie Pérennou, 1996

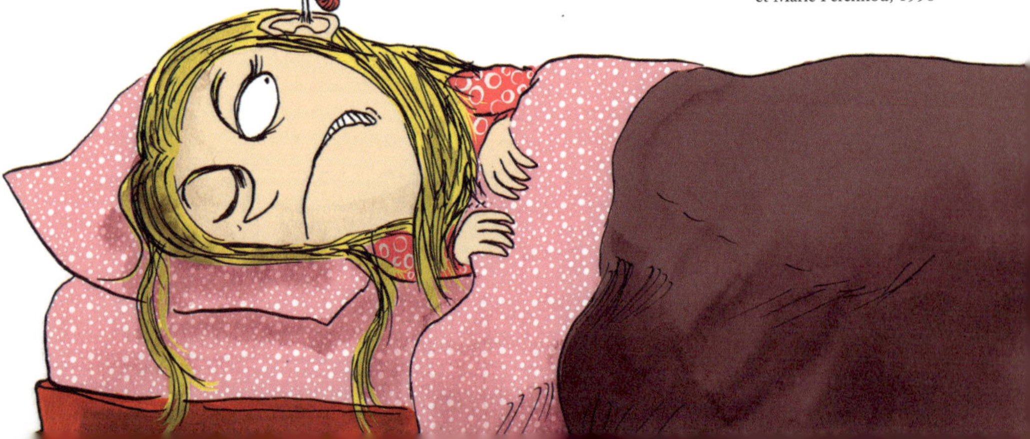

Pourquoi tu t'approches de nous ?

Les pacifiques cousins se retrouvent parfois par hasard dans la maison et volent contre la fenêtre dans l'espoir de sortir. En revanche, si les moustiques mâles ne font que sucer le nectar des fleurs et d'autres liquides, les femelles, elles, nous aiment ! Disons plutôt qu'elles apprécient les protéines de notre sang qui leur servent à fabriquer les œufs. Malheureusement pour nous, leur salive et son anticoagulant déclenchent d'horribles démangeaisons. Si les moustiques s'approchent autant de nous, plus souvent la nuit, ce n'est pas parce que notre peau est sucrée, que nous avons tel parfum ou que la lumière est allumée ! Ces histoires de grand-mères ignorent que les moustiques ont la formidable capacité de repérer, avec les poils sensoriels de leurs antennes, la chaleur de notre corps et les différents gaz que notre peau libère, comme le CO_2. Inutile d'éteindre la lumière, fermez plutôt la fenêtre !

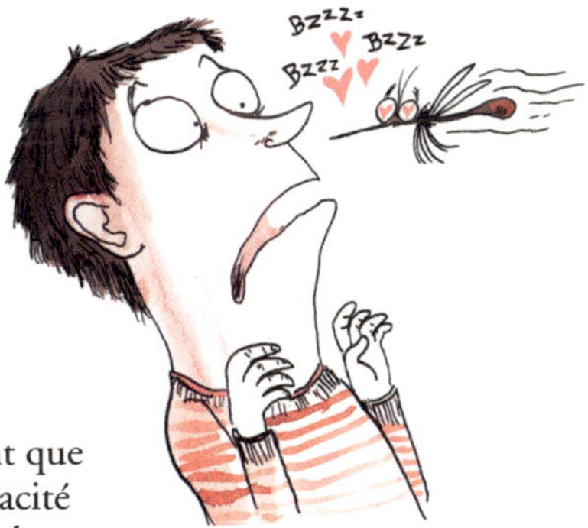

Pourquoi tu piques ?

On dit que les femelles sont hématophages, c'est-à-dire qu'elles mangent du sang. Si le sang sert à la fabrication des œufs en apportant des protéines, les femelles peuvent aussi butiner les fleurs pour compléter leur alimentation. Heureusement pour nous, les oiseaux, les écureuils et d'autres vertébrés sont également piqués par ces mini-vampires.

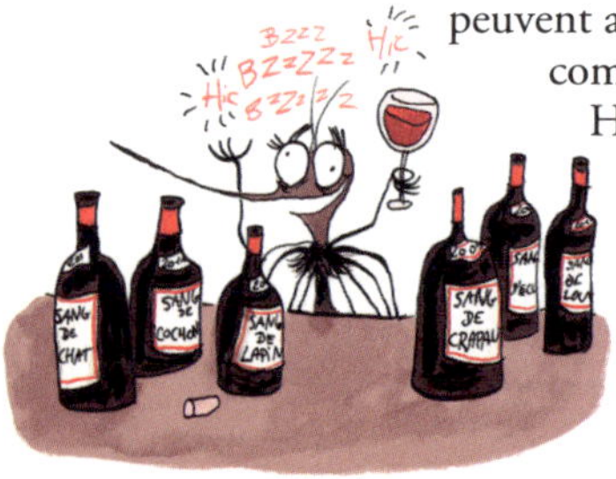

Une solution antipiqûre ?

En balade, si vous êtes attaqué par des moustiques des bois, le plantain, lancéolé ou majeur, sera imparable. Frottez bien pour que le jus vert pénètre dans la piqûre, attendez quelques secondes sans toucher et la douleur disparaîtra ! Sans plantain, frottez avec trois plantes différentes. Pour la nuit, prévoir des crèmes apaisantes, naturelles ou vendues en pharmacie, car le plantain est rare dans nos chambres !

Conseils de pro

Pour les bios, zen

Tentez les répulsifs naturels, comme l'huile essentielle de citronnelle, les synergies spéciales pour les insectes à placer dans les diffuseurs adaptés. Essayez aussi les plantations de géranium ou de citronnelle sur les rebords de fenêtres, les bouquets de tanaisie ou de citronnelle, les morceaux d'oignons dans une soucoupe sur la table de nuit, les bouquets de feuilles de tomate ou de lavande, ou encore les gouttes de vinaigre sur la peau. Mais vous devez impérativement être zen, car l'efficacité est aléatoire…

Pour les méthodiques, avec jardin

Les moustiques communs ont la faculté de pondre dans des récipients aussi minuscules qu'un pot de fleurs rempli d'eau. Les eaux qui stagnent accueillent très vite les micro-algues que les larves grignotent. Il est donc utile de vider toutes les sources d'eau stagnante à proximité de la maison : pneus de voiture abandonnés, pots divers… Si vous tenez à récupérer l'eau de pluie, prévoyez un grillage fin pour éviter que les moustiques accèdent à l'eau, ou qu'ils en sortent s'il y a déjà des larves à l'intérieur.

Est-ce que l'on peut te toucher ?

Oui. D'ailleurs, nous touchons tous les moustiques, en général une seule fois, en les écrasant entre nos mains qui claquent ou en les aplatissant contre nous !
Quant aux cousins, vous pouvez aisément les capturer pour les mettre dehors. Avant, profitez-en pour remarquer les petits balanciers, des haltères, qui ont remplacé leurs ailes postérieures au cours de l'évolution. C'est le cas de tous les diptères.

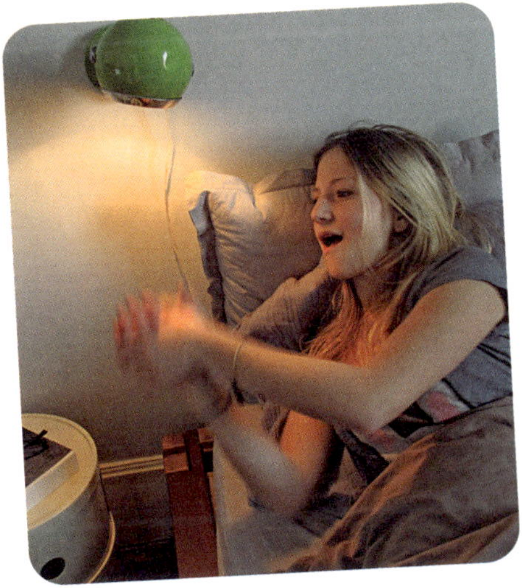

Vous pouvez également placer des nichoirs à chauves-souris, car elles apprécient parfois les moustiques, et de toute manière elles sont en manque de logements en ville !

Pour les gens normaux, qui craquent

Clac ! C'est le bruit de vos mains qui écrasent un moustique. Mais ce n'est pas si facile, car leur vol est très adroit, et leur aptitude à la fuite, remarquable. La seule et unique protection sûre contre les moustiques reste la moustiquaire placée aux fenêtres et des rideaux en lamelles aux portes qui donnent sur l'extérieur. Plus facile : la moustiquaire de lit. Pas cher, facile à installer et efficace à 100 % ! Rien ne le sera autant, et toute utilisation d'insecticides, y compris ceux branchés sur la prise électrique, est inefficace et présente un risque inutile pour notre santé.

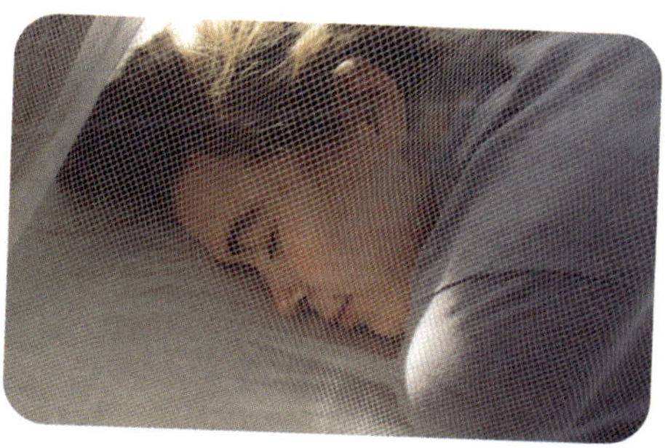

GENDARMES ET AUTRES PUNAISE QUI PUENT ET QUI PIQUENT

Qui es-tu ?

« Punaise ! », s'écriait ma grand-mère Renée. La punaise qui a inspiré cette exclamation est la punaise des lits, celle qui nous suçait le sang, jusque… dans nos lits. Désormais, cette espèce est devenue rare. Les autres punaises terrestres (il y a aussi beaucoup de punaises aquatiques) sont inoffensives, du moins elles ne viennent pas nous embêter. Les grandes « punaises des bois » ne piquent pas, mais s'invitent parfois, avant l'hiver, dans les habitations.
La bouche des punaises est un rostre pointu, qui se voit très bien lorsqu'on les regarde de profil. Il est long chez les espèces qui sucent la sève des plantes, et plus court chez les espèces prédatrices, ou suceuses de sang, qui transpercent leur proie. Le gendarme est une punaise qui ne pique ni ne vole, et qui suce les sucs végétaux, notamment ceux du tilleul.
Dérangées, certaines espèces libèrent une odeur nauséabonde pour dissuader les prédateurs de les manger. L'odeur est tenace et très désagréable en effet !

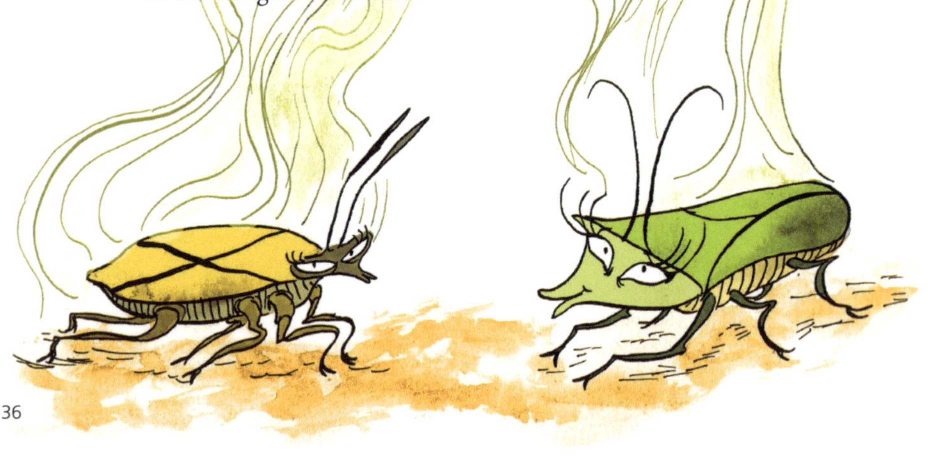

Pourquoi tu t'approches de nous ?

Certaines espèces de punaises, dites « des bois », s'invitent chez nous à l'approche de l'hiver, les adultes notamment espèrent y trouver un lieu protégé, comme une espèce de grotte abritée du froid, du vent et de la pluie. Mais, pour hiverner, les insectes ont besoin de froid sinon leur corps reste en activité et ils ne vivent pas assez longtemps pour survivre jusqu'au printemps. Si nos habitations sont chauffées, ces punaises ne peuvent donc entrer en diapause et finissent par mourir épuisées et affamées. La punaise des lits, elle, s'approche pour nous prélever du sang. Rassurons-nous, elle a quasi disparu de nos habitations sèches, sans fissures ni anfractuosités pour se cacher. Le gendarme vient dans les jardins et contre les maisons se chauffer au soleil. Son autre petit nom est d'ailleurs « cherche-midi ». Le reste du temps, il aspire des sucs divers, comme ceux du tilleul, et il lui arrive de grignoter des pucerons.

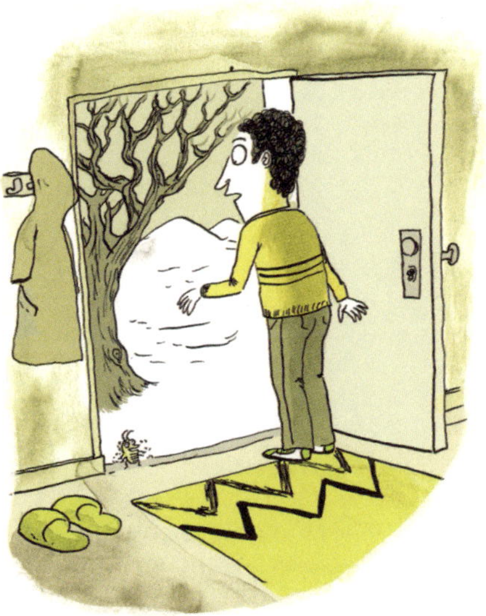

Pourquoi tu piques ?

La punaise des lits vient sucer notre sang. Toute plate et sans ailes, elle est adaptée pour se balader sur ses hôtes. D'autres punaises prédatrices peuvent piquer pour se défendre, toujours avec leur bouche et uniquement si on les saisit. Parmi elles, il y a les réduves et les punaises des peupliers. De nombreuses espèces vivent sous l'eau, dans les mares, les étangs et autres pièces d'eau sauvages : notonecte, nèpe, ranatre, naucore…

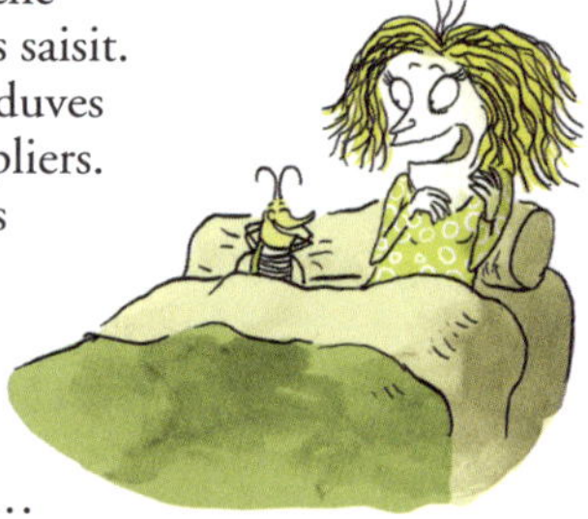

Une solution antipiqûre ?
Encore une fois, le plantain, lancéolé ou majeur. Des crèmes apaisantes, naturelles ou vendues en pharmacie, peuvent aider à soulager une démangeaison due à de nombreuses piqûres de la punaise des lits.

Conseils de pro

Pour les contemplatifs, curieux

Aucune crainte, ces insectes sont pacifiques. Regardez de profil leur grande bouche pointue rangée le long de leur corps.

Pour les aquatiques

Avec un filet spécial pour les insectes aquatiques, appelé un troubleau, il est facile de capturer et d'observer les insectes de la mare ou de l'étang. Dans le lot, observez les punaises communes : naucores, notonectes, ranatres ou nèpes. Évitez simplement de les saisir à mains nues, et en tout cas, gardez-vous de tout contact avec leur bouche.

Pour ceux qui hébergent des punaises des lits et qui, logiquement, craquent

Utilisez des insecticides bio, adaptés à ces punaises. Certaines huiles essentielles aideront à les éloigner du lit. En lutte mécanique, s'il y a infestation, vous pouvez isoler le lit en plaçant ses pieds dans des récipients d'eau afin d'empêcher ces insectes de grimper car… ils ne volent pas.

Est-ce que l'on peut te toucher ?

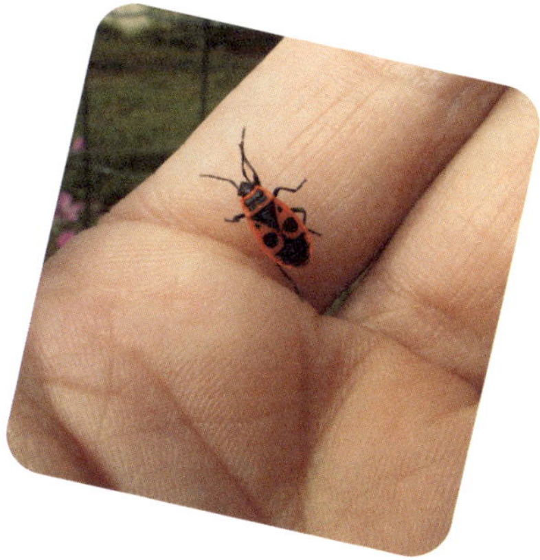

Oui et non. Les punaises qui rentrent dans les maisons, les gendarmes et l'immense majorité des punaises sont totalement inoffensifs. Évitez cependant de saisir longtemps certaines punaises prédatrices ou aquatiques qui pourraient sécréter par leur bouche pointue une salive urticante. Mais jamais elles ne viennent à notre rencontre lorsqu'on se baigne dans une rivière ou un étang! De toute façon, si on ne s'intéresse pas spécialement aux insectes et qu'on évite leur contact, les risques de se faire piquer par ces punaises sont nuls.

Pour les phobiques, incontrôlables

Pour les punaises qui entrent dans les maisons avant l'hiver ou par hasard, demandez à quelqu'un de les mettre dehors. On peut les capturer à la main ou les recueillir dans une petite boîte. Si elles sont nombreuses, mieux vaut s'armer de patience plutôt qu'utiliser un insecticide chimique à l'intérieur d'une habitation…

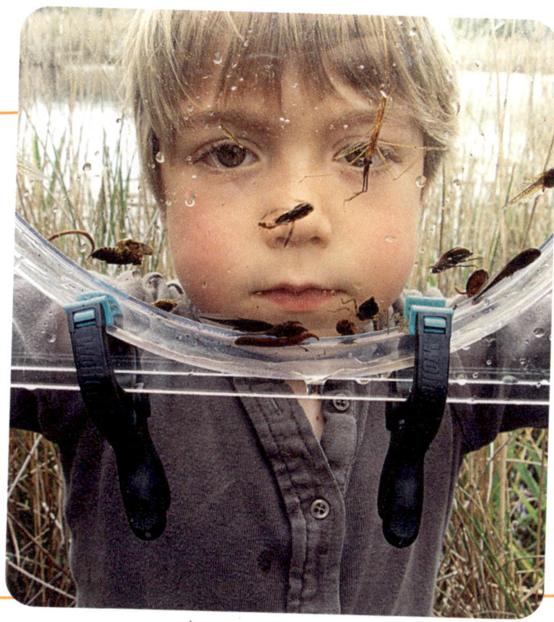

BLATTES, CAFARDS ET IDÉES NOIRES : AU PLACARD !

Qui es-tu ?

Ce qui est terrible pour les 5 000 espèces de blattes qui vivent dans le monde, c'est qu'elles pâtissent de la réputation exécrable de quelques espèces qui vivent dans nos habitations et qu'on appelle des « cafards ». En France, on compte une vingtaine d'espèces sauvages, et seulement 3 ou 4 cafards parmi elles sont originaires de pays chauds et squattent nos habitations car ils ne survivraient pas à l'extérieur en hiver. La blatte germanique et la blatte orientale sont les plus communes. La grande blatte américaine qu'on rencontre en vacances sous les tropiques a colonisé le monde entier, dont les égouts de Paris. Les blattes sauvages sont des insectes détritivores qui grignotent les végétaux morts et favorisent le recyclage de la litière du sol. La plupart d'entre elles volent, même s'il existe des espèces aptères (sans ailes).

Les espèces des maisons nous dégoûtent un peu car elles vivent de nos déchets et affectionnent les endroits sombres et humides, dont nos toilettes, beurk ! Les blattes fabriquent, à l'arrière de leur corps, une oothèque en forme de capsule dans laquelle elles placent leurs dizaines d'œufs. Une fois terminée, l'oothèque est déposée et les larves écloront un peu plus tard, sans avoir besoin de leur mère pour survivre.

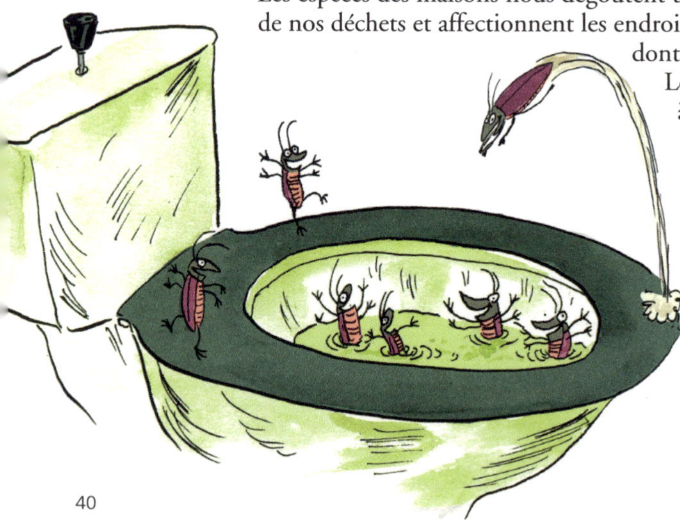

Pourquoi
tu t'approches de nous ?

Importés de pays chauds, les cafards craignent nos hivers rigoureux. Omnivores et détritivores, ils sont capables de manger toutes sortes d'aliments. Tous les ingrédients sont donc réunis pour que ces blattes squattent durablement nos habitations et ne puissent plus s'en passer ! Il leur faut aussi un peu d'humidité, excepté pour la blatte des meubles, voilà pourquoi les toilettes, les arrière-cuisines et les chaudières sont de bons lieux de repos. En revanche, notre corps ne les intéresse absolument pas, les cafards ne s'approchent donc jamais de nous.

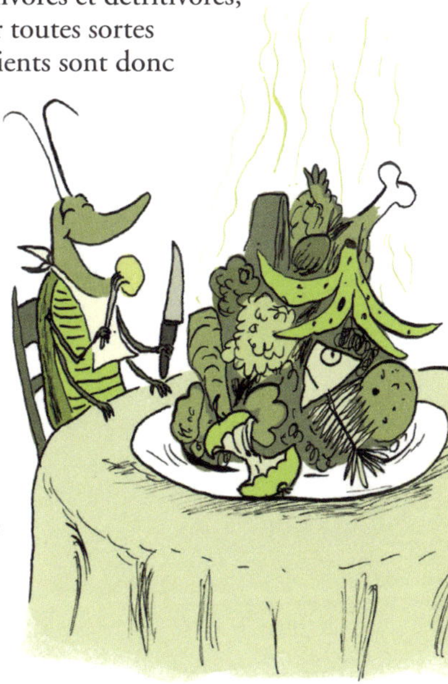

Pourquoi tu piques ?

Les blattes ne piquent, ni ne mordent, ni ne prélèvent notre sang. Leurs petites mandibules leur permettent simplement de grignoter les aliments. Seule crainte, c'est l'hygiène qui nous donne envie de nous en débarrasser, car il arrive aux cafards de passer des toilettes à la cuisine… pas toujours très hygiénique !

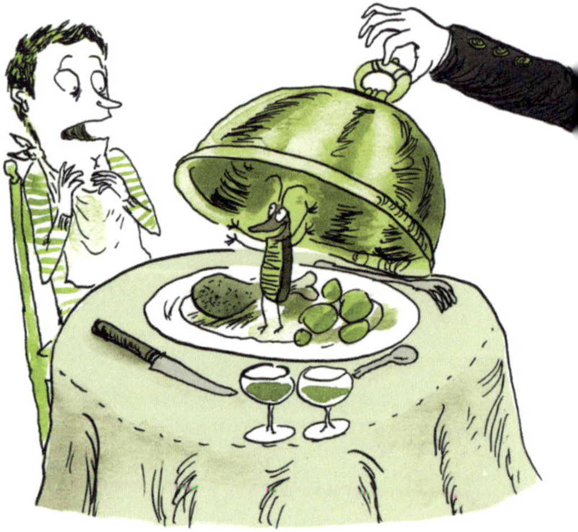

Conseils de pro

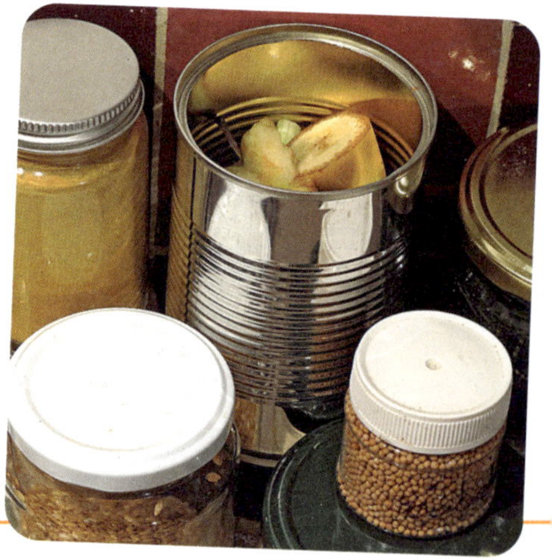

Pour les préventifs, minutieux
Une prévention rigoureuse consiste à obliger les blattes à aller voir ailleurs. Éliminez toutes les sources de nourriture (même la graisse des plaques de cuisinières) et d'eau (y compris le réservoir de vidange sous le réfrigérateur), sans oublier les gamelles des animaux de compagnie… Les aliments doivent tous être placés dans des boîtes hermétiques,

Est-ce que l'on peut te toucher ?

Oui. Mais quiconque a déjà essayé d'approcher une blatte pour l'attraper ou l'écraser sait à quel point l'opération est difficile ! C'est à cause de ces espèces de petites tiges situées à l'arrière du corps (des cerques), sur lesquelles des poils sensoriels les préviennent du moindre mouvement de l'air. Si un de ces poils est couché par le courant d'air de notre main, de notre pied ou du journal qui approche, la blatte part à vive allure, avant même de nous avoir vu !
Et comme elle fait partie des insectes qui courent le plus vite du monde, nous ne la revoyons jamais !

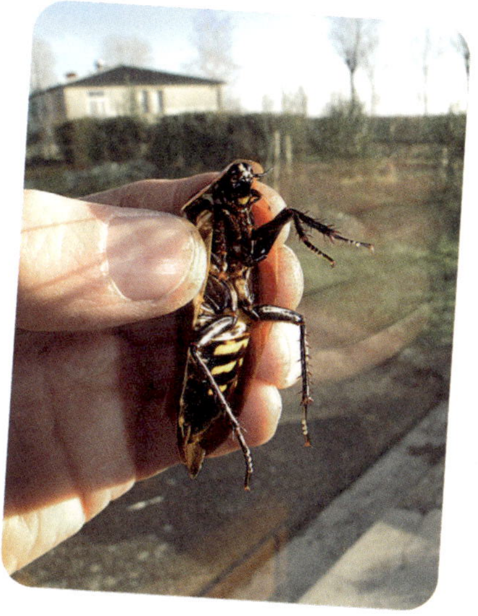

et les ordures rendues inaccessibles. Bouchez toute connexion avec les appartements voisins *via* les tuyauteries, car les cafards peuvent vivre chez vous et aller manger chez les voisins, et inversement !

Pour ceux qui n'ont aucune envie de cohabiter avec des cafards
Le piégeage permet d'éviter l'utilisation de produits chimiques nocifs et chers. Voici une petite méthode de Sioux. Au fond d'une boîte de conserve vide et propre, placez des aliments variés et odorants : pain humide et bière, ou huile de sardines et banane, par exemple. Ensuite, badigeonnez les bords supérieurs de la boîte avec de la vaseline (ou avec l'huile de la boîte de sardines). Placez une ou plusieurs boîtes là où ont été repérés ces insectes, au fond des placards ou derrière les meubles. Les cafards, attirés, tomberont dedans et ne pourront remonter sur les bords. Une autre méthode, biologique, consiste à utiliser de la terre à diatomées (algues aquatiques microscopiques), également appelée dioxyde de silicium.

MITES, CONTES ET LÉGENDES…

Qui es-tu ?

La mite, toute une légende ! Le mot « mite » – qui vient de la langue germanique *mit*, « qui ronge » – est le nom commun des teignes, ces microscopiques papillons de nuit qui viennent parfois pondre dans nos maisons. Dans la nature, ces petits papillons sont d'excellents recycleurs, notamment d'éléments d'origine animale difficiles à digérer, comme les poils d'animaux. En revanche, dans nos champs agricoles, certaines espèces végétariennes sont parfois ennuyeuses. Après l'accouplement, les femelles pondent directement sur l'aliment que les chenilles mangent à la sortie de l'œuf. Les chenilles grignotent sans cesse et grandissent en muant. Au bout de quelques semaines, dans une chrysalide cachée dans un cocon de soie, elles se métamorphosent en adulte. La chenille de la mite des vêtements se cache dans un cocon fait de débris de vêtements, bien à l'abri. Quant aux adultes, ils ne se nourrissent pas et vivent sur les réserves accumulées par les larves, le temps de s'accoupler, pondre et… mourir.

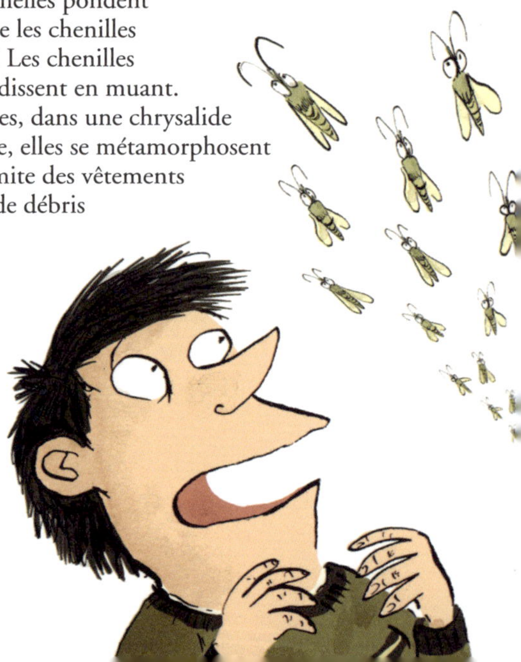

Pourquoi
tu t'approches de nous ?

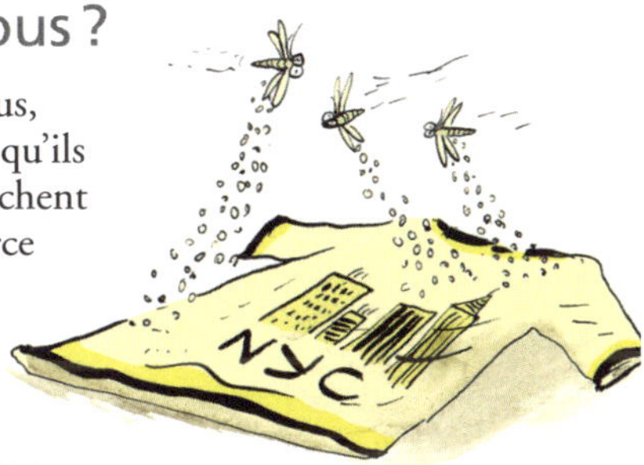

Lorsque les adultes volent chez nous, c'est pour deux raisons. Soit parce qu'ils ont éclos dans nos placards et cherchent à s'accoupler pour pondre, soit parce que, venant de l'extérieur, ils cherchent un lieu de ponte. S'ils ne le trouvent pas, ils repartent. La mite des vêtements cherche… des vêtements ou des tapis faits à partir de poils d'animaux (laine, par exemple). Mais elle apprécie aussi que les vêtements ne soient pas très propres car notre sueur et les sels minéraux, voire le gras, sont des compléments alimentaires importants pour les chenilles. C'est pour cela qu'un tee-shirt en coton, pourtant d'origine végétale et non animale, peut être grignoté s'il n'est pas parfaitement propre. Dans nos cuisines, nos denrées sont irrésistibles pour d'autres teignes : farine, riz, cacao, croquettes pour chiens… Si elles sont accessibles, ces bestioles pondent directement dessus et, une fois écloses, les chenilles s'y déplacent en tissant un fil de soie qui agglomère les aliments en petits paquets caractéristiques. De la farine accumulée simplement dans les fissures d'un placard peut aussi leur convenir.

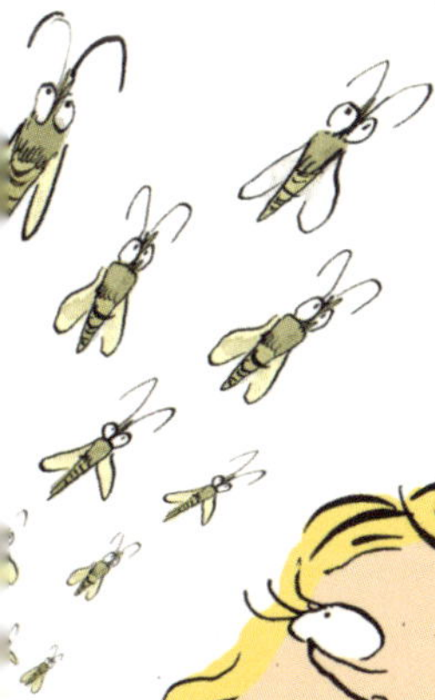

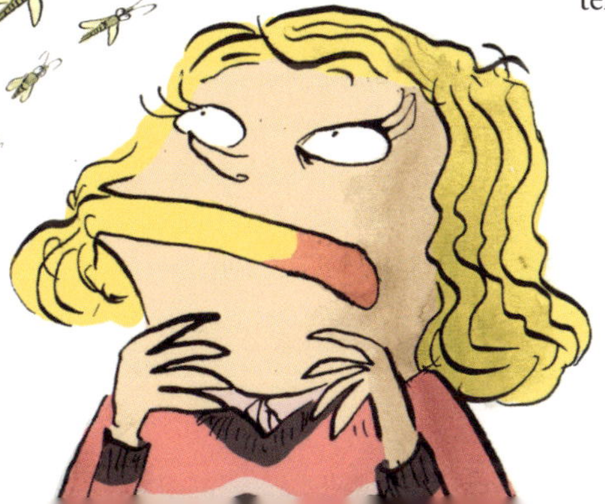

Pourquoi tu piques ?

Les mites ne piquent pas, et leurs chenilles ne sont pas urticantes. Aucune crainte à avoir… de ce côté-là du moins. En revanche, attention à ce que pulls ou tapis ne soient pas « piqués des vers » !

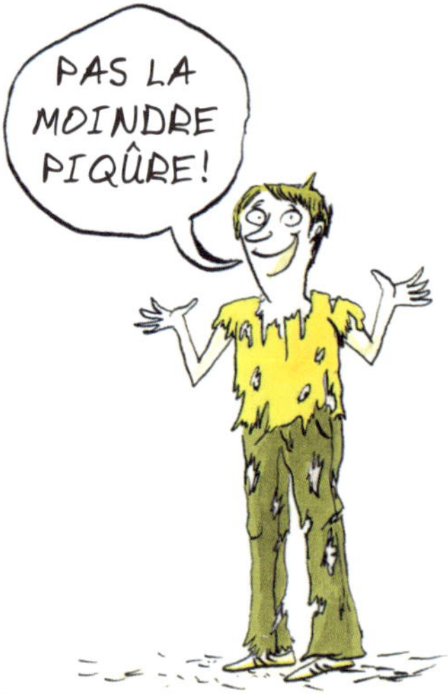

Conseils de pro

Pour ceux qui n'ont aucune envie d'avoir des pulls à trous
À la fin de l'hiver, avant l'arrivée des mites, la meilleure protection des lainages, dont les cachemires, est de bien les secouer, de bien les laver et de les stocker dans des housses ou des coffres étanches. D'une façon générale, y compris pour le coton, la propreté est importante car les restes de sueur et de graisses attirent les mites. Les vêtements régulièrement utilisés sont moins vulnérables. Les repoussants, naturels ou non, de la lavande à la naphtaline,

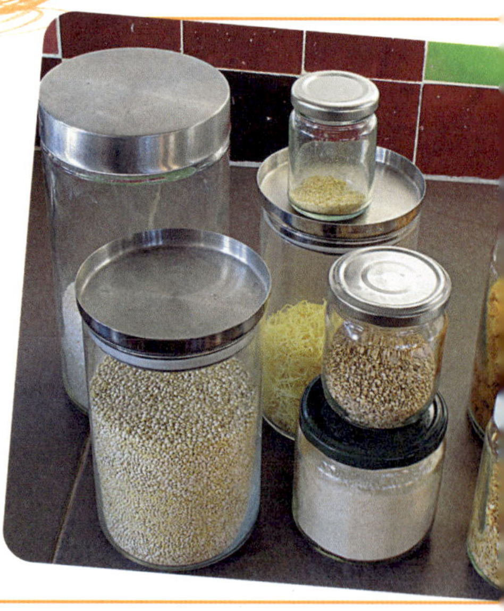

Est-ce que l'on peut te toucher ?

Oui. Mais en général c'est pour l'écraser entre nos mains, comme on le ferait avec un moustique. Si vous trouvez des chenilles dans la nourriture, vous pouvez très bien les attraper avec vos doigts pour vous en débarrasser. *Idem* pour les cocons accrochés dans les recoins des placards.

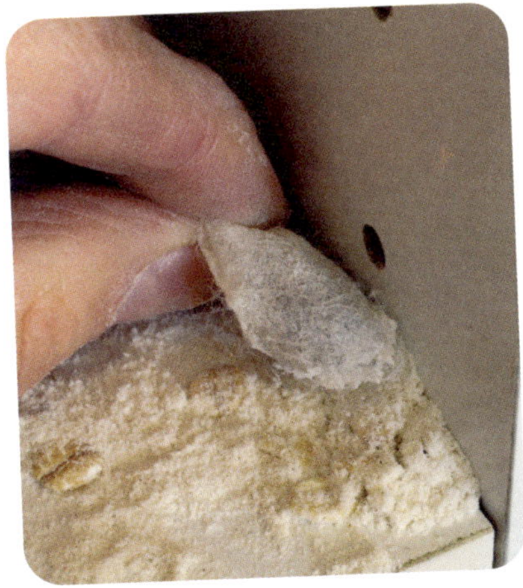

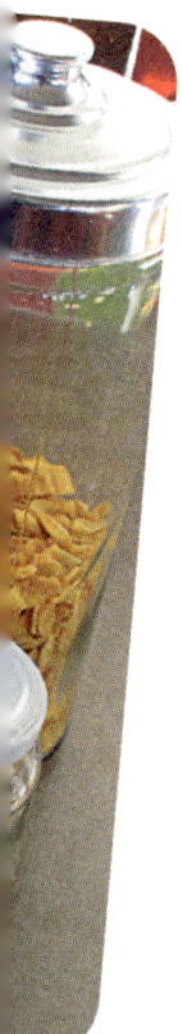

en passant par le cèdre, sont généralement insuffisants. Ou bien il faudrait en mettre de grandes quantités, partout, dans les moindres recoins, et les réactiver très régulièrement. Pas facile. La chasse aux adultes qui volent autour des placards de la chambre ou de la cuisine est aussi une bonne méthode.

Pour ceux qui n'aiment pas les gâteaux à la chenille

Une prévention imparable consiste à obliger les mites à aller voir ailleurs. Placez 100 % des denrées alimentaires, y compris celles des animaux domestiques, dans des boîtes étanches. Nettoyez de fond en comble les placards, fissures incluses. Si vous trouvez des chenilles, ainsi que leurs crottes et leur soie dans la nourriture, il est préférable de tout jeter. Si vous ne voyez rien de suspect, mais que vous avez un doute et que vous ne souhaitez pas jeter des aliments, placez alors la denrée dans le congélateur pendant 48 heures. Cela devrait suffire à tuer œufs et larves.

LUCANES, STAPHYLINS ET AUTRES COLÉOPTÈRES À GRANDES GUEULES

Qui es-tu ?

Parmi les « scarabées », ou plutôt les coléoptères, certains sont plus connus que d'autres, notamment les coccinelles, lucanes, cétoines ou charançons. Tous ont en commun d'avoir des élytres – des étuis qui protègent leurs ailes et qui se soulèvent avant l'envol.
Les coléoptères sont les animaux, connus à ce jour, les plus nombreux du monde. En France, ce sont aussi les plus nombreux avec 9 500 espèces réparties dans 168 familles ! Ils sont partout, ou presque : sol (blaps, carabes…), arbres (capricornes), fleurs (cétoines), feuilles (hannetons), crottes (bousiers), cadavres (sylphes) ou eau douce (dytiques).
Parmi eux, certains sont impressionnants tant leurs mandibules sont grandes, comme celles du lucane cerf-volant.

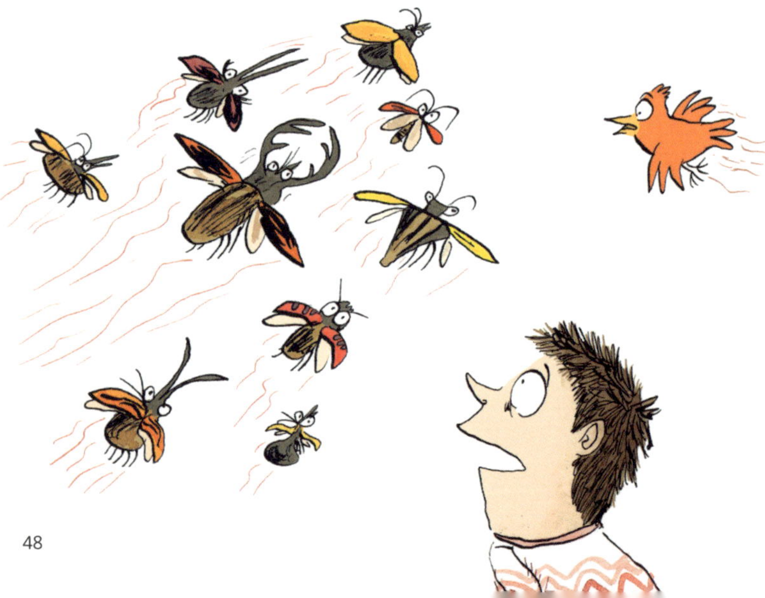

Pourquoi tu t'approches de nous ?

Comme tous les insectes qui ne sont pas intéressés par notre sang, ils ont deux motivations : la recherche d'abri et de nourriture. La nourriture peut être une vieille poutre de bois dans laquelle une femelle de capricorne cherchera à pondre, ou les microchampignons d'une cave humide pour le grand blaps. Dans nos cuisines, les aliments de nos placards ou les graines pour oiseaux régaleront les larves de charançons. Dans les jardins, les mollusques attirent les carabes ou les staphylins et les cétoines adultes butinent nos fleurs et pondent dans notre compost des larves qui sont de gros vers blancs. Les tas de bois ou tout autre endroit laissé tranquille abritent de nombreux coléoptères. Au printemps, l'énorme lucane vole parfois en rase-mottes dans le jardin.
Son vrombissement et sa silhouette effraieront peut-être ceux qui sont un peu stressés par les insectes. Rassurons-nous, il est inoffensif et ne cherche que du terreau de bois pour pondre. Enfin, les larves de certaines espèces vivent dans le bois des cheminées.

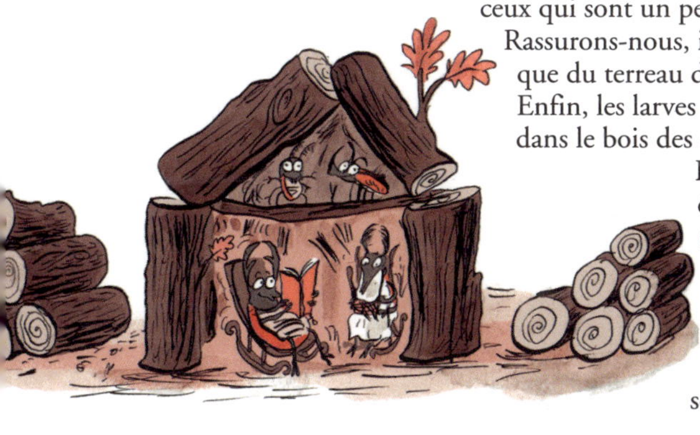

Il arrive que les adultes émergent dans le salon, mais pas de panique, ils ne pondent pas dans les poutres des maisons, uniquement dans le bois humide ayant encore son écorce.

Pourquoi tu piques ?

Aucun coléoptère ne prélève notre sang ou ne pique à l'aide d'un aiguillon. En revanche, certains ont de fortes mandibules. Saisis sans précaution, ils peuvent mordre en voulant se défendre. La morsure ne présente aucune gravité. Elle provoque surtout un fort pincement et toujours une grande surprise. Parmi eux, signalons le lucane et ses mandibules dignes de cornes de cerf, le staphylin odorant, le carabe, la petite biche ou la cicindèle.

Une solution antipiqûre ?
Pas de piqûre. Si un lucane vous pince, ou plutôt vous mord, avec ses grandes mandibules, vous ne pourrez que serrer les dents et attendre qu'il desserre !

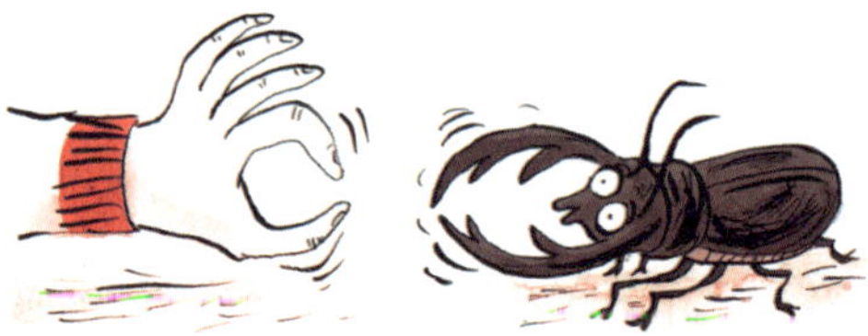

Conseils de pro

Pour les paranos du compost
La larve de la cétoine dorée, une espèce de gros ver blanc du type de ceux rencontrés dans *Koh-Lanta,* vit dans le compost ! Totalement inoffensive, elle grignote les végétaux en décomposition et accélère la vie du compost. Non seulement elle n'est pas « nuisible », mais, en plus, elle se transformera en cétoine dorée. À préserver !

Pour ceux qui veulent garder leur maison debout
Pour éviter les capricornes des maisons, une inspection et un traitement préventif ou curatif des poutres sont parfois un minimum. Rappelons cependant que les trous dans les meubles ou les poutres sont ceux que l'insecte a faits lorsqu'il est sorti du bois. Ils sont donc vides ! Les larves qui grignotent sont à l'intérieur du bois, invisibles. Elles feront un trou lorsqu'elles se métamorphoseront en adultes avant de s'envoler.

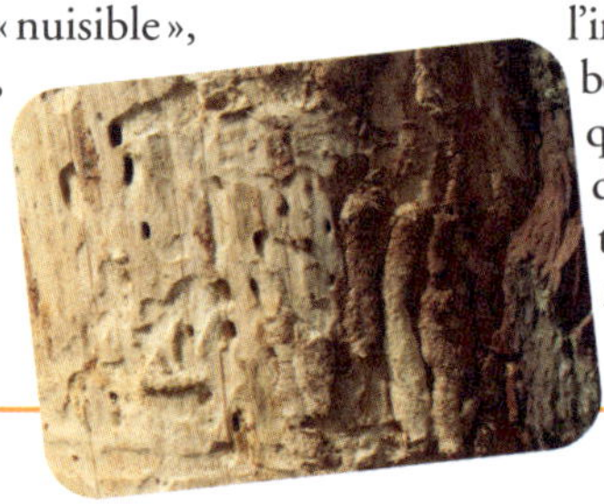

Est-ce que l'on peut te toucher ?

Oui. Tous les coléoptères se manipulent aisément. Avec habileté, même un enfant sait le prendre en évitant que leurs mandibules soient en contact avec la peau. Elles se voient facilement à l'avant de la tête. Ces grands coléoptères s'attrapent comme des crabes, en les saisissant par les côtés, entre le pouce et l'index. On peut aussi les poser sur sa main, car ces insectes ne mordent pas le support sur lequel ils sont. Les griffes du bout des pattes s'accrochent parfois à notre peau mais, en tirant doucement, elles finissent toujours par se détacher car les insectes n'ont pas envie qu'on leur arrache une patte !

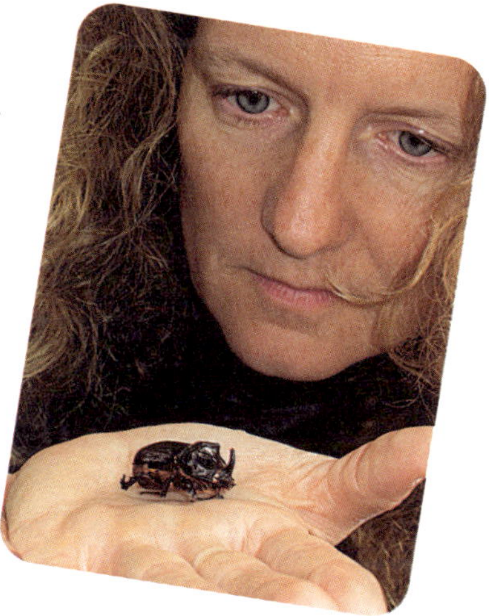

Pour ceux qui ne veulent pas de blaps
L'humidité est à proscrire si des blaps se baladent chez vous. Si c'est à la cave, grillagez les issues.

Pour les maniaques du placard
Pour éviter les charançons, procédez comme avec les mites (voir p. 44). Toute source de nourriture doit être inaccessible aux insectes et placée dans des récipients étanches, 24 heures 24, 7 jours sur 7, 365 jours par an. Y compris les graines pour oiseaux et les croquettes pour animaux domestiques.

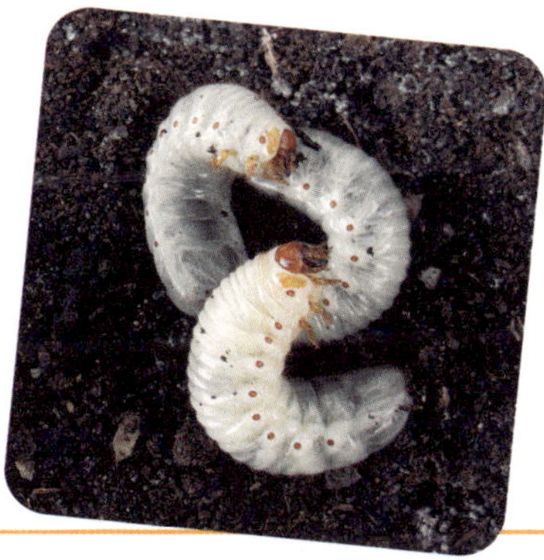

Pour les pyromanes
Lorsque des petits coléoptères, parfois rouge vif comme la callidie sanguine, se retrouvent autour des bûches de la cheminée ou tentent de sortir par la fenêtre, laissez-les partir, tout simplement, sans les jeter au feu !

LES ARAIGNÉES, ADEPTES DES TRÉFONDS ET SOUVENT AU PLAFOND !

Qui es-tu ?

Avec les scorpions et les faucheux, les araignées sont les plus célèbres des arachnides, ces petites bêtes à 8 pattes. Elles vivent presque partout, à tel point que les spécialistes disent que, où qu'on soit dans le monde, on est toujours à moins d'un mètre d'une araignée ! À une seule exception connue, les 50 000 espèces d'araignées du monde sont prédatrices. Aucune ne se régale de l'homme et de son sang, et elles nous débarrassent sans arrêt de bestioles indésirables. Par exemple, dans une prairie, leurs toiles capturent des tonnes d'insectes chaque été. Les proies sont prédigérées avec du venin inoculé par des petits crochets situés devant leur bouche.

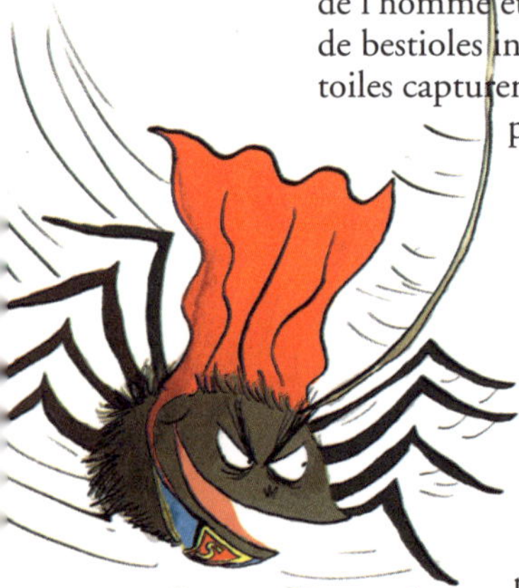

Mais les araignées évitent le contact direct avec leurs proies, elles préfèrent les immobiliser avec de la soie. Une fois prédigérées, les proies sont sucées petit à petit car la mâchoire des araignées n'est pas conçue pour croquer. En conclusion, les araignées ne sucent pas notre sang, ne nous mangent pas, ne nous piquent pas (voir p. 93) et, dans de nombreux pays, sont vénérées comme bienfaitrices… Alors pourquoi tant de haine ? Mystère…

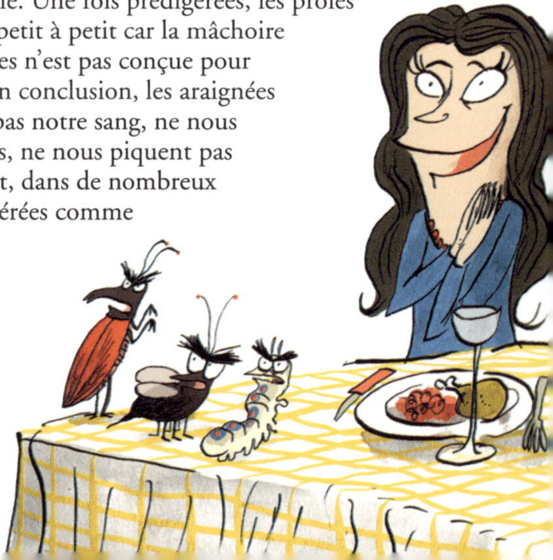

Pourquoi tu t'approches de nous ?

Même s'il y a toujours une araignée près de nous, ce n'est pas nous qui les attirons. Certaines espèces recherchent des endroits bien abrités pour installer une toile discrète et capturer des bestioles. Parfois, ce sont nos maisons qu'elles choisissent, un peu comme s'il s'agissait d'une grotte. Cloportes, cafards, mouches, moustiques… les araignées y éliminent tous les indésirables.
Par malchance pour les arachnophobes, l'une des plus grandes araignées de France vit dans nos maisons : la tégénaire. Inoffensive (comme toutes les araignées de France), on la remarque lorsqu'elle est prisonnière dans la baignoire ou le lavabo. Dans ce cas, il s'agit en général du mâle qui a quitté sa toile à la recherche d'une femelle. Il lui arrive même de cavaler sur notre couette ! Le reste du temps, il vit dans son coin, caché dans sa toile, alors inutile de le noyer…

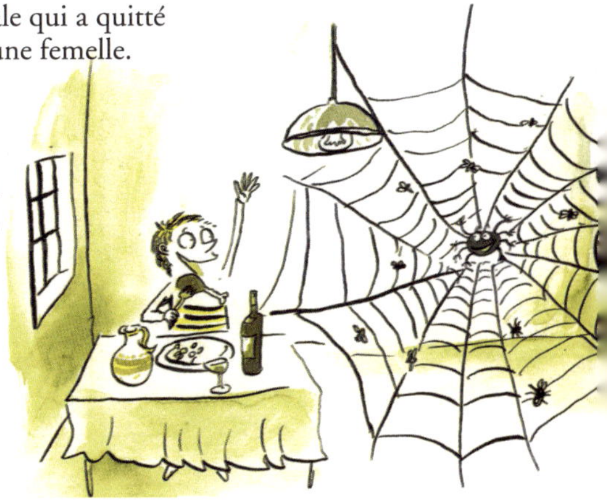

Pourquoi tu piques ?

Les araignées ne nous piquent pas ni même ne nous mordent. Seules quelques grandes espèces en sont capables, seulement si nous les prenons dans notre main. Et, même si cela arrivait, ce n'est pas dangereux, car moins de 0,0001 % des araignées seraient potentiellement dangereuses. Le mythe du « gros bouton avec les marques des crochets » que le pharmacien identifie comme « une piqûre d'araignée » est coriace. Qui contredirait une blouse blanche ? Soyons tranquilles, ils ignorent souvent tout de ces moucherons qui, eux, viennent chercher notre sang et nous laissent parfois de gros boutons (voir pp. 28-31). Le plus souvent, il s'agit de piqûres de moustiques auxquelles notre peau réagit plus que d'habitude.

Une solution antipiqûre ?

Pas de piqûre, ni de morsure. Si, après avoir été tripotée, une araignée vous mord et que le venin fait de l'effet, frottez du plantain ou une crème apaisante.

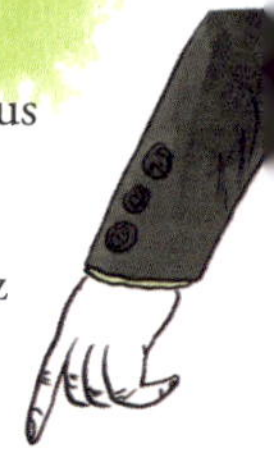

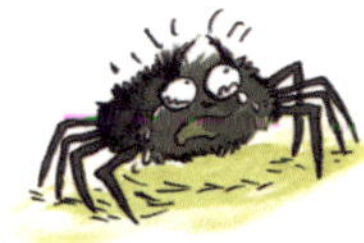

Conseils de pro

Pour les stoïques
Laissez-les tranquilles, car elles ne viendront pas vous ennuyer ou vous « piquer » et, gratuitement, elles vous débarrasseront des bestioles qui traînent dans les recoins de la maison.

Pour les pédagogues
Demandez aux enfants de la faire sortir en la capturant délicatement car les araignées sont fragiles. Prenez le temps de la regarder, de voir si c'est un mâle avec ses pédipalpes gonflés, comme s'il avait de petits gants de boxe

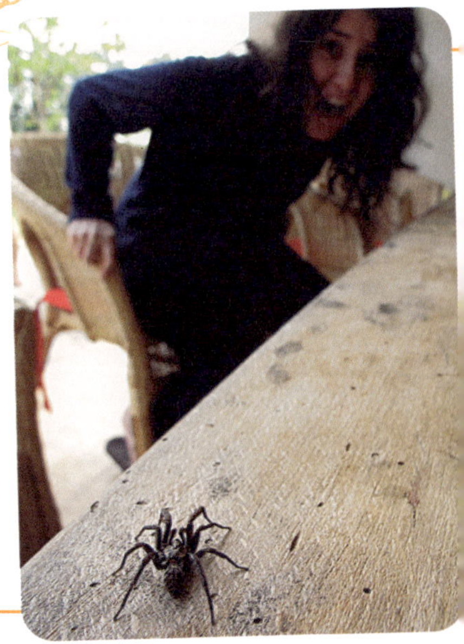

Est-ce que l'on peut te toucher ?

Oui et non. Il y a très peu de risques de se faire mordre par une araignée qu'on saisit. Certaines grosses espèces, agacées, peuvent mordre si elles y sont contraintes. Mais, si elles sont simplement posées sur la main, tout est sous contrôle.

En France, comme on l'a dit précédemment, aucune araignée n'est dangereuse.

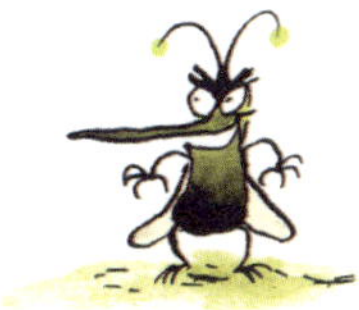

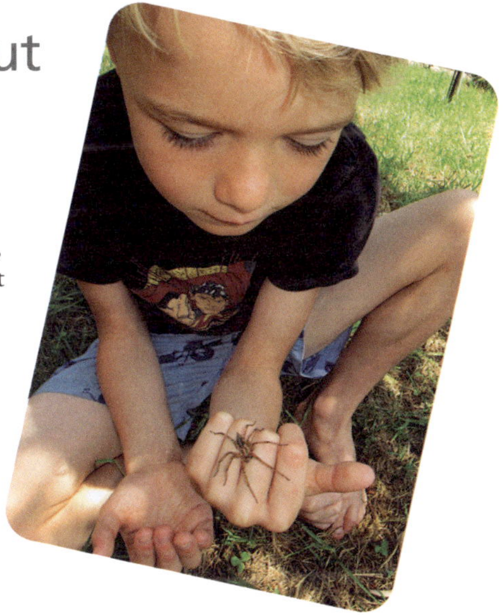

à l'avant. Avec une loupe, observez aussi leurs nombreux poils, c'est remarquable et impressionnant !

Pour les fous du ménage
Aspirateur tueur et siphons de douche sont à proscrire ! Mettez-les dehors… les araignées, pas l'aspirateur ou le siphon !

Pour les… pas très rassurés
Capturez-la dans une petite boîte ou avec un verre sous lequel vous glissez une feuille de papier et mettez-la dehors.
Si elle s'échappe et repart derrière l'armoire, dormez tranquille puisqu'elle ne viendra pas sur vous.

Pour les phobiques
Rien à faire, demandez à quelqu'un de la mettre dehors car il est inutile de tuer un animal aussi efficace qu'inoffensif.

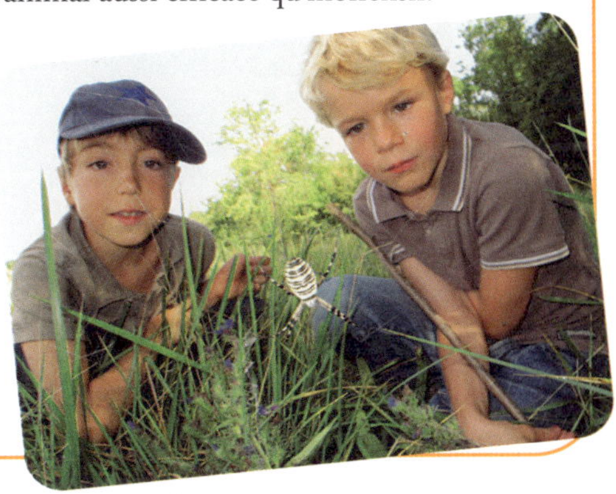

FAUCHEUX DISCRETS, SCORPIONS QUI EFFRAIENT

Qui es-tu ?

Parmi les arachnides, petites bêtes à 8 pattes et sans ailes, il n'y a pas que les araignées. Il y a aussi les scorpions et les faucheux. Les scorpions sont bien connus avec leurs pinces et leur « queue » recourbée qui porte un aiguillon venimeux. En France, 5 espèces vivent dans le Midi, même si le petit scorpion à queue jaune a été repéré jusqu'à Paris. Ce dernier s'invite volontiers dans les habitations mais, comme les autres scorpions, il est sans danger, discret et prédateur de bestioles indésirables.
Les faucheux, ou opilions, sont juchés sur de longues pattes frêles. Ils ressemblent plus à des araignées, même si on les confond parfois avec les cousins, ces grands « moustiques » avec des ailes. Les scorpions et les faucheux sont plutôt nocturnes, même si certains faucheux se remarquent de jour lorsqu'ils enjambent les herbes à la recherche de nourriture.

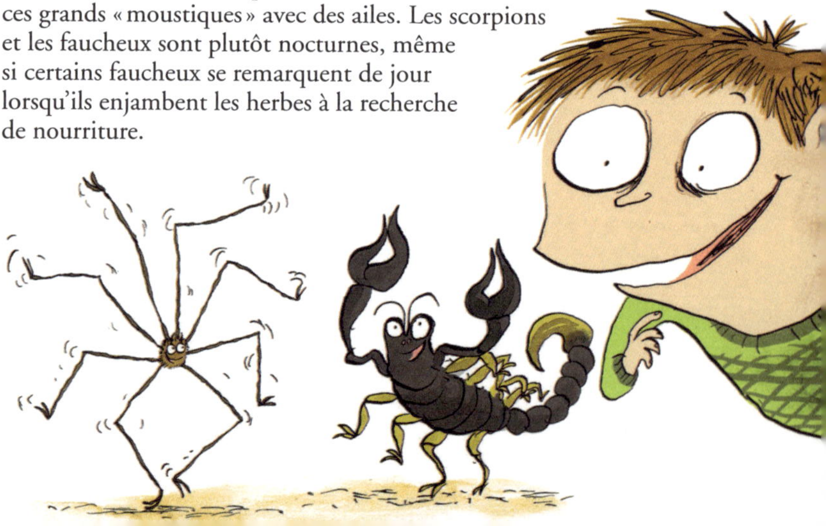

Pourquoi tu t'approches de nous ?

À table ! Telle est la seule motivation de ces bestioles pour s'approcher de nous. Rassurons-nous, ce n'est pas pour nous grignoter, mais pour s'attaquer aux proies et aux autres aliments qui se trouvent dans nos jardins ou dans nos maisons. Toutes sortes de petites bêtes sont au menu des scorpions qui les saisissent avec leurs pinces ou les piquent si elles se rebiffent trop. Parmi eux, le scorpion à queue jaune du sud de la France s'invite régulièrement dans nos habitations. Dans les caves, les fentes des murs et divers recoins de la maison, il se cache pour se délecter, la nuit, de bestioles diverses. La piscine peut être un piège pour ce petit arachnide. Les autres scorpions vivent dans la garrigue, dans des terriers et sous les pierres, plutôt loin de la ville. Quant aux faucheux, ils sont omnivores et, dans le jardin, grignotent aussi bien des proies vivantes que mortes, ou des débris divers, voire des aliments sucrés et des crottes d'oiseaux.

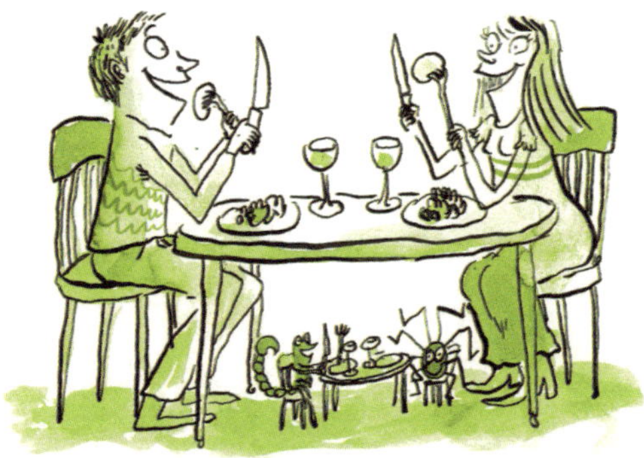

Pourquoi tu piques ?

Les faucheux ne piquent pas, même si on les attrape. En revanche, pris dans la main ou dérangé lorsqu'on soulève une pierre de la garrigue, un scorpion peut piquer avec sa « queue », voire pincer avec ses pinces. Mais les scorpions français ne sont pas dangereux et ne viennent jamais nous piquer spontanément, nous ne les intéressons pas. Si un enfant attrape par mégarde un petit scorpion à queue jaune, sa piqûre équivaut à celle d'une guêpe ou d'un gros moustique. Sur un adulte, l'aiguillon aura du mal à transpercer la peau. En revanche, la piqûre du scorpion languedocien est plus douloureuse.

Une solution antipiqûre ?
Les piqûres sont si rares qu'il est inutile de s'inquiéter. Si, après avoir été tripoté, un scorpion vous pique, frottez, si besoin, avec du plantain ou une crème apaisante. Si un enfant se fait piquer par le scorpion languedocien, il est préférable par précaution de le faire surveiller par un médecin.

Conseils de pro

Pour les stoïques, rassurés
Laissez-les tranquilles ! Ils nous débarrassent des bestioles qui circulent la nuit. Notez que, le jour comme la nuit, les scorpions ne viennent jamais sur nous pour nous piquer.

Pour les piscinophiles
Sortez tout scorpion qui se noie, voire installez des échappatoires pour la faune, cela sauvera également les grenouilles et toutes les autres bêtes qui se font piéger.

Pour les pédagogues, peu téméraires…
Demandez aux enfants de le capturer avec dextérité, sans les mains ! Aidez-les à le faire avec précision si c'est la première fois… Prenez le temps d'observer ses pinces, son aiguillon et de voir si c'est un mâle avec ses encoches dans les pinces. N'oubliez pas de compter le nombre de pattes !

Est-ce que l'on peut te toucher ?

Oui et non. Oui, pour les faucheux, mais délicatement car ils sont assez fragiles. Non, pour les scorpions, même si les personnes habituées savent comment les attraper et les poser sur leur main. Mieux vaut éviter de tenter la dextérité et la rapidité des défenses du scorpion. Le scorpion à queue jaune est assez vif s'il est physiquement ennuyé !

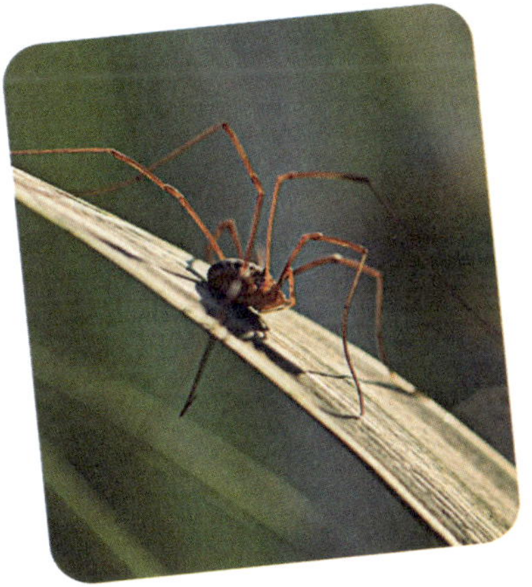

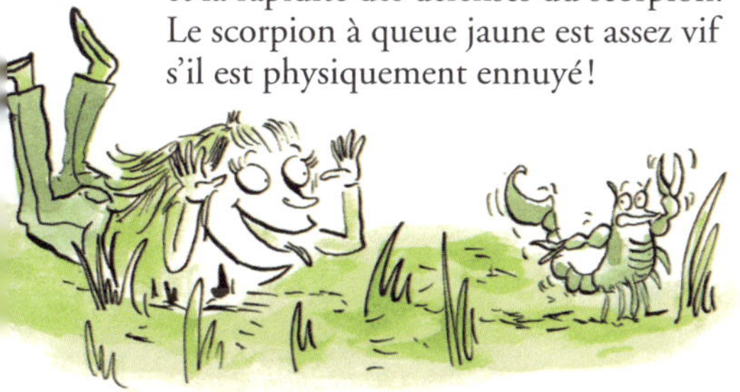

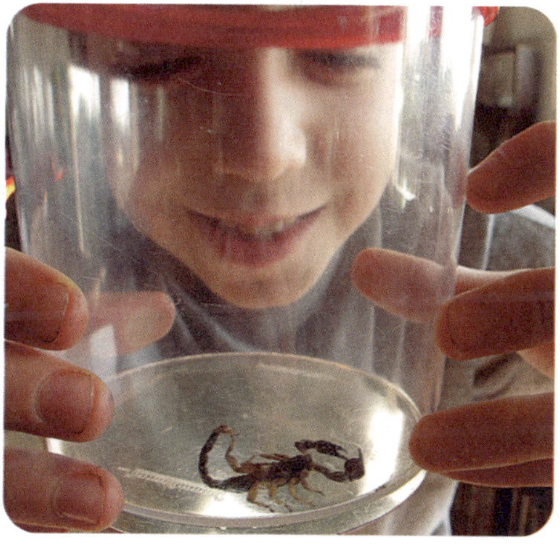

Pour les phobiques, hystériques

Si un scorpion se balade dans la maison, demandez à quelqu'un de le capturer pour le mettre dehors. Un verre sous lequel on glisse une feuille de papier fera l'affaire. Libérez-le assez loin pour éviter qu'il revienne et… pour apaiser votre angoisse.

LES TIQUES ET LES AOÛTATS, MÊMES TRACAS !

Qui es-tu ?

On dit un tic, mais une tique ! Et une tique est un arachnide ! Comme les araignées, les scorpions, les faucheux…, les tiques ont 8 pattes et ne sont pas des insectes. Elles appartiennent au groupe des acariens, ces petits arachnides connus des personnes allergiques et de ceux qui les utilisent pour affiner certains fromages… Il existe beaucoup d'espèces d'acariens, de minuscules et de plus grandes, comme les tiques. Elles sont connues pour leur capacité à percer la peau des animaux afin de se nourrir de sang. Parmi ces acariens, il y a aussi l'aoûtat dont les larves nous piquent les jambes, en août ! Mais après nous avoir piqués quelques jours, ils retombent au sol où ils sont omnivores et parfois d'utiles prédateurs. D'ailleurs, il y a de nombreuses espèces d'acariens prédatrices, dont une, dans les matelas, qui dévore… d'autres acariens !

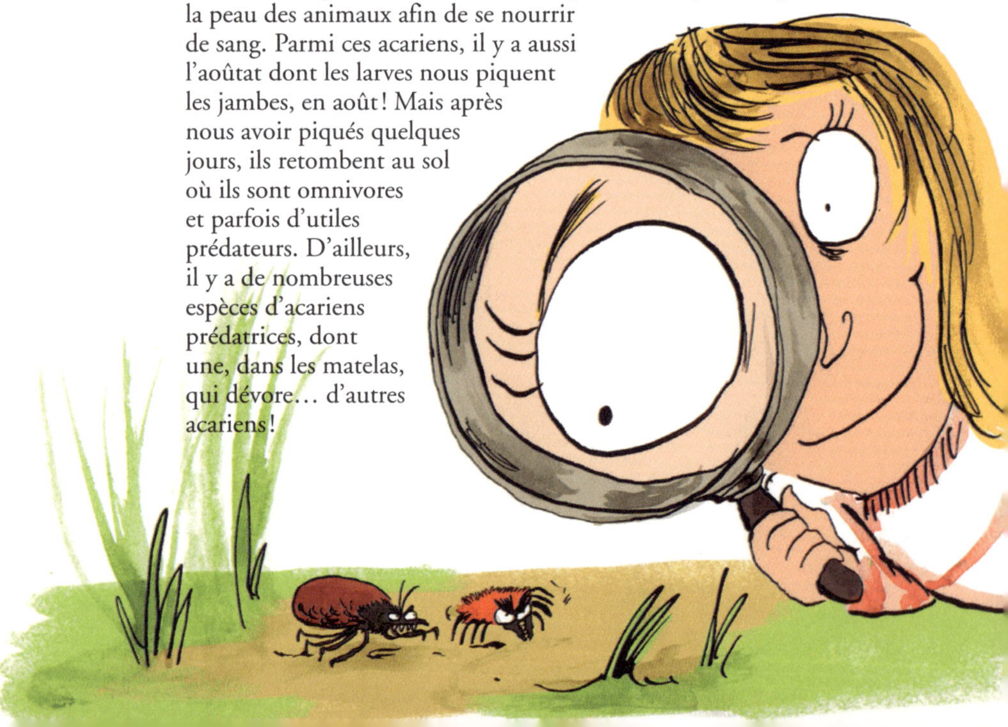

Pourquoi
tu t'approches de nous ?

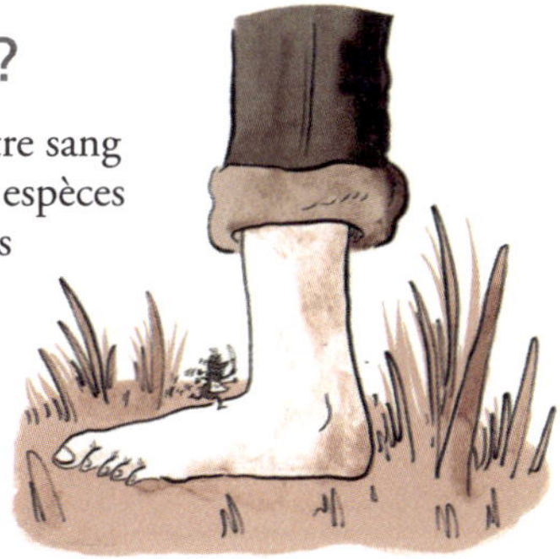

Une seule motivation : se nourrir de notre sang ou des tissus de notre peau. Les grandes espèces de tiques sont en effet des vampires, elles ont besoin du sang des vertébrés pour s'alimenter. Quelques rares espèces peuvent piquer l'homme. La tique du mouton, ou ricin, s'installe sur nous, comme sur n'importe quel autre mammifère. Dans les herbes, elle attend son hôte et s'accroche.
Ce ne sont donc pas les tiques qui viennent à nous, mais nous qui les rapportons de nos balades dans la campagne. Leur séjour sur notre corps est toujours temporaire : une fois rassasiées, elles se détachent, et les femelles partent pondre.
Les petites espèces, notamment les aoûtats, ne sucent pas notre sang mais liquéfient les cellules de notre peau avec une salive spéciale, puis aspirent le liquide obtenu. Cet acarien affectionne les rongeurs, notamment les lapins et les chiens, ce qui peut entretenir leur présence dans une pelouse.
Quant à la tique du chien, elle s'installe très rarement sur nous.

Pourquoi tu piques ?

Les tiques piquent uniquement pour se nourrir, si elles ne trouvent pas d'hôtes sauvages ou d'animaux domestiques. Et encore, ce n'est pas toujours le cas, car les tiques ont des cycles de vie différents et certains ne nécessitent pas qu'elles piquent. On devrait plutôt dire qu'elles nous mordent, car ce sont avec leurs mandibules acérées, des chélicères, qu'elles transpercent la peau.

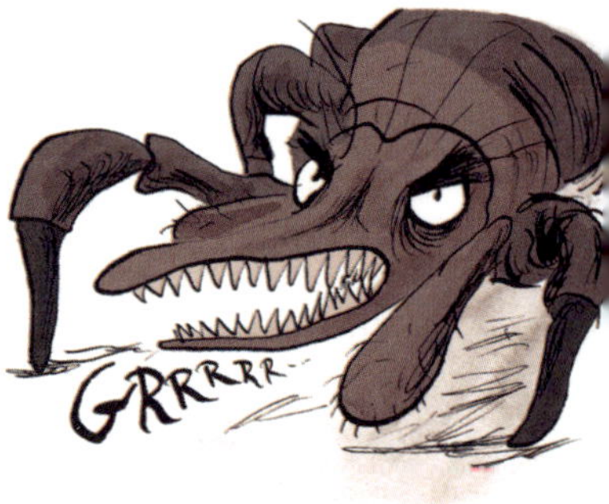

Conseils de pro

Pour les prévoyants

Retirer les tiques une fois qu'elles sont ancrées dans notre peau est une opération désagréable. En outre, les tiques peuvent transmettre des maladies. Alors prévoyez des guêtres et une lotion répulsive avant de partir en balade, et procédez à une inspection en règle de tout le corps à votre retour. Auscultez chaque recoin de la peau car certaines larves de tiques sont minuscules.

Pour ceux qui ont une tique mais n'ont aucune envie d'en faire l'élevage

Pas d'éther ni d'alcool ! Cela endort ou tue la tique qui libère alors toute sa salive, susceptible d'être contaminée par une maladie transmissible à l'homme. Utilisez plutôt un moyen mécanique, comme le tire-tique vendu en pharmacie ou une pince à épiler. Tournez doucement dans le sens inverse des aiguilles d'une montre afin que la tique lâche prise sans que la tête soit arrachée et reste coincée dans la peau.

Est-ce que l'on peut te toucher ?

Oui. Une tique ne pique pas subitement, comme une guêpe le ferait avec son dard. Elle prend d'abord le temps de trouver le bon endroit, de s'installer, puis enfonce, doucement, ses chélicères. En la prenant dans la main, vous ne courez pas le risque de vous faire mordre, sauf si vous vous endormez avec la bestiole sur vous !

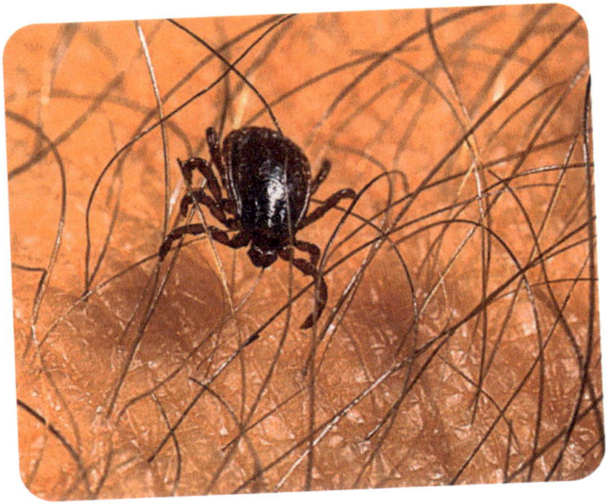

Pour les mordus qui ne veulent pas attraper de maladie

Par précaution contre certaines maladies qui peuvent être transmises par les tiques, notamment la maladie de Lyme, les spécialistes recommandent, après avoir retiré la tique, de voir un médecin qui prescrira éventuellement des antibiotiques, surtout si la bestiole est restée longtemps sur vous.

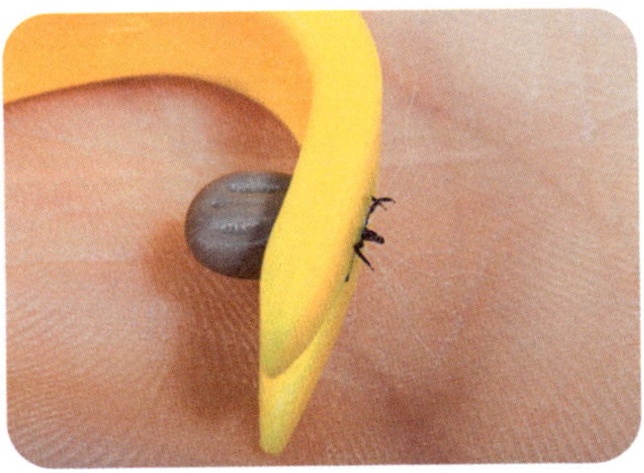

Pour les antimédicaments

Quoi qu'il en soit, surveillez toujours une morsure de tique plusieurs semaines, voire des mois !
Si des rougeurs apparaissent autour de la morsure, médecin et traitement antibiotique seront obligatoires car la maladie de Lyme est (très) dangereuse !

LES MILLE-PATTES REMUANTS MAIS PAS VRAIMENT GÊNANTS

Qui es-tu ?

16, 42, 112… et jusqu'à 752 pattes, mais jamais 1 000 ! La science les appelle des myriapodes. Il y en a qui sont prédateurs et qui ont peu de pattes, comme les scolopendres que les Anglais appellent des *centipedes*. Les *millipedes*, eux, ont de nombreuses pattes et sont végétariens ; ils grignotent les feuilles mortes et en font de la dentelle : ce sont les iules. Sous les tropiques, les iules peuvent être immenses, mais tout autant inoffensifs. Les mille-pattes sont généralement ignorés des hommes, excepté la scutigère véloce qui, juchée sur 30 longues pattes, court dans les maisons et se fait piéger dans la baignoire. Dans le jardin, les scolopendres s'abritent sous le bois mort. Dans le sol vivent les géophiles, longs, fins et jaunâtres, que les jardiniers tuent en les déterrant. Pourtant, ce sont des prédateurs bien utiles.

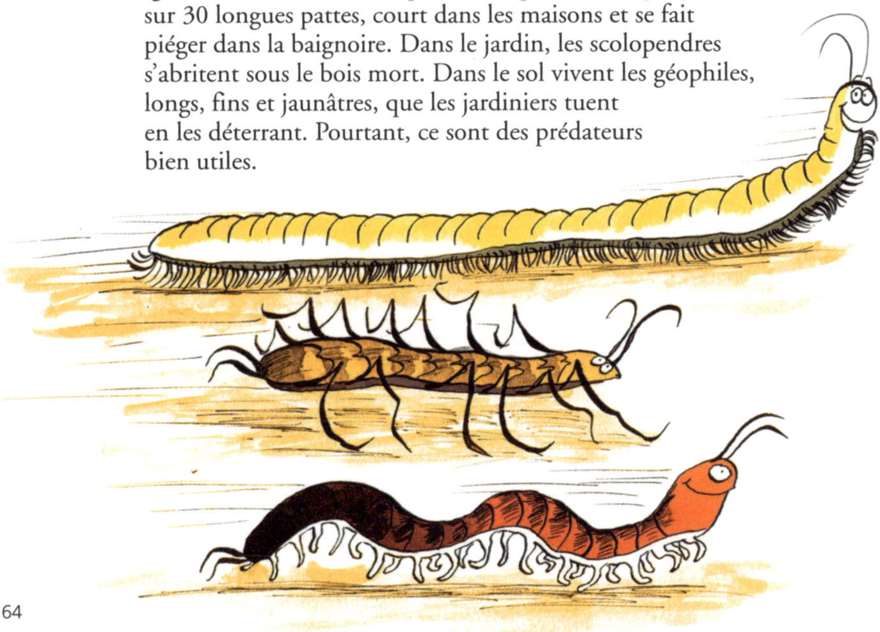

Pourquoi
tu t'approches de nous ?

Aucun mille-pattes ne s'approche de nous. Si la scutigère véloce s'invite dans les maisons, c'est qu'elle y apprécie le cadre de vie et y trouve de la nourriture. Avec ses chélicères – ses crochets pointus et perforants –, elle transperce et aspire le contenu des cloportes, des blattes, des araignées et des autres indésirables qui squattent les maisons. Les iules, eux, s'introduisent uniquement dans des pièces très humides, comme les caves, où ils peuvent trouver à grignoter des végétaux en décomposition ou des microchampignons. Dans le jardin, les cachettes humides et les végétaux morts accueilleront également des familles d'iules. Quant aux géophiles, ils habitent sous terre où ils poursuivent à travers les fissures toutes les bestioles qu'ils peuvent attaquer. Dans le sol vit en effet une foultitude de petites bêtes qui le rendent fertile, l'aèrent et l'humidifient. Ces animaux sont des insectes, des acariens, de minuscules arachnides et pas mal de mille-pattes, entre autres.

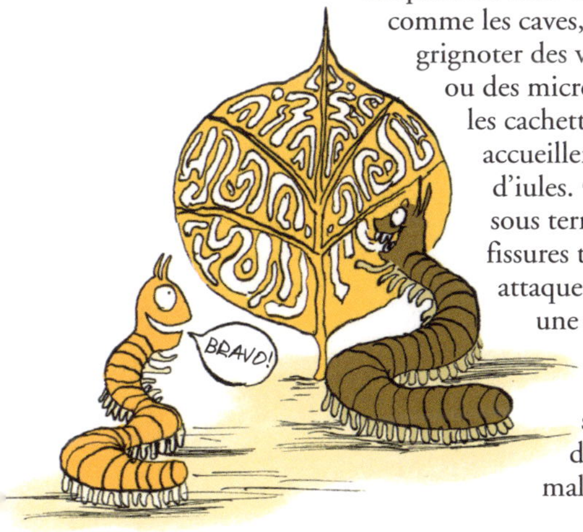

Pourquoi tu piques ?

Jamais personne ne s'est fait « piquer », ou plutôt mordre, par une scutigère, une scolopendre ou un géophile. La scutigère et la grande scolopendre sont cependant équipées de chélicères assez grandes pour mordre la main qui les saisit. Mais comme personne ne saisit ces mille-pattes, surtout des sprinteuses pareilles, il n'y a pas de risque. De toute manière, ce ne serait pas très grave, car leur salive venimeuse n'a pas beaucoup d'effet sur nous, excepté celle, plus douloureuse, de la grande scolopendre du sud de la France.

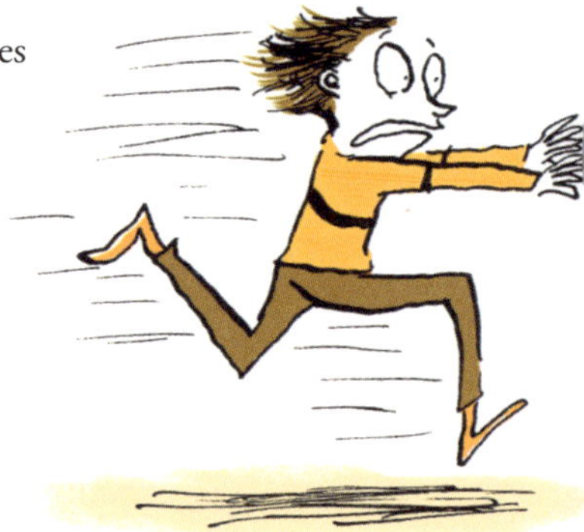

Conseils de pro

Pour les zens, accueillants
Pas de panique, ils ne viendront pas vous ennuyer, et la scutigère fait le ménage pour nous, à domicile, tout en nous ignorant. Il est même conseillé de rendre le jardin accueillant à l'égard de ces bêtes efficaces pour le fertiliser et y chasser des proies. Tas de bois, pierres plates, écorces posées au sol… toutes sortes d'abris plats où l'humidité est retenue. N'oubliez pas de laisser quelques feuilles mortes et un peu de vie.

Pour ceux que la vue d'autant de pattes effraie
Réenterrez sans rien dire ceux qui sont dans la terre retournée du potager. Laissez en place ceux qui se trouvent dans des tas de bois et des pierres plates. La scutigère des maisons ? Capturez-la et mettez-la dehors, un peu loin de la maison pour éviter qu'elle revienne aussitôt.

Est-ce que l'on peut te toucher ?

Oui et non. On peut toucher tranquillement tous les mille-pattes végétariens, rien de tel que de regarder un iule, y compris les espèces géantes, marcher par vagues de pattes sur notre main. En revanche, du côté des mille-pattes prédateurs, un habitué peut manipuler une scutigère ou une scolopendre sans crainte, mais il est inutile de risquer une petite morsure désagréable. Les curieux peuvent les capturer dans une petite boîte le temps de les observer et d'apercevoir leurs chélicères pointues, et, surtout, de compter leurs pattes !

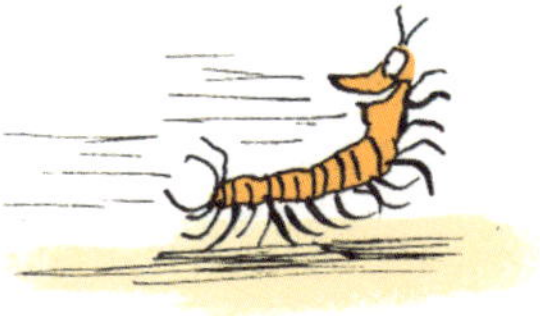

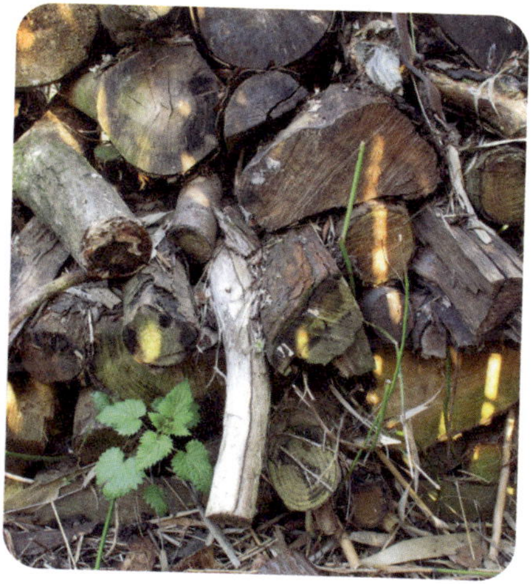

Pour ceux que la vue d'autant de pattes panique

C'est ennuyeux car aucune personne sensée ne peut conseiller de noyer cette bestiole dans la baignoire, de l'aspirer ou de vaporiser sur ses antennes un insecticide aussi inutile que dangereux et cher. Les scutigères entrent par des fentes minuscules, sous les portes par exemple… Difficile de tout rendre étanche et de faire en sorte qu'il n'y ait aucune proie à capturer. Ignorez-les ou faites appel à une personne dévouée pour les mettre dehors car il n'existe pas d'autre solution, adaptée et mesurée…

LES VIPÈRES SONT DANGEREUSES
OU L'ART DE NOUS FAIRE AVALER DES COULEUVRES !

Qui es-tu ?

En France, il y a 8 espèces de couleuvres, dont 5 qu'on rencontre presque partout, et 4 espèces de vipères, dont 2 communes : la vipère aspic au nord et la vipère péliade au sud. Comme tout prédateur, les serpents sont indispensables pour nous débarrasser de bêtes qui parfois embêtent les hommes.
Distinguer une couleuvre d'une vipère, rien n'est plus difficile ! Certaines espèces sont même très semblables pour les non-initiés. Retenons que les vipères communes sont des serpents assez petits (environ 60 cm), trapus, épais à la queue courte. Si le serpent est long (parfois 2 m), assez fin et élancé, c'est une couleuvre. Les spécialistes, eux, reconnaissent tout de suite une vipère car la tête est plus large que le corps, et son regard est menaçant, à cause des « sourcils » froncés et des pupilles verticales.
Les couleuvres ont l'air plus sympas avec leurs pupilles rondes.

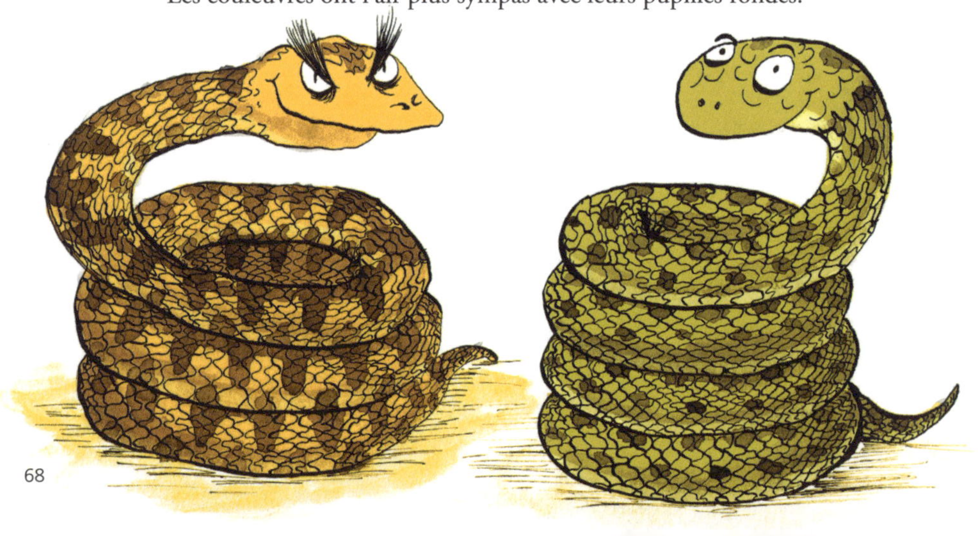

Pourquoi tu t'approches de nous ?

Aucun serpent ne s'approche de nous, ils sont trop craintifs pour cela. De plus, leur système de repérage des vibrations et autres indices de notre présence est trop efficace pour qu'on les surprenne. Si un serpent s'installe dans un jardin, c'est qu'il y trouve nourriture et abri. À leur menu : lézards, autres serpents, oiseaux, petits mammifères, grenouilles, poissons, mollusques et insectes. Pour s'abriter, il leur faut des vieux murs, des broussailles, de l'ensoleillement, des proies et beaucoup de tranquillité. Certaines couleuvres sont aquatiques et apprécient nos pièces d'eau, si elles sont suffisamment naturelles pour y accueillir des proies : poissons, amphibiens, insectes aquatiques… Il arrive d'ailleurs, dans un étang ou une rivière, qu'une couleuvre, tête dressée hors de l'eau, nous regarde nous baigner, mais c'est simplement pour évaluer le danger et savoir vers où elle va fuir tant elle a peur de nous !

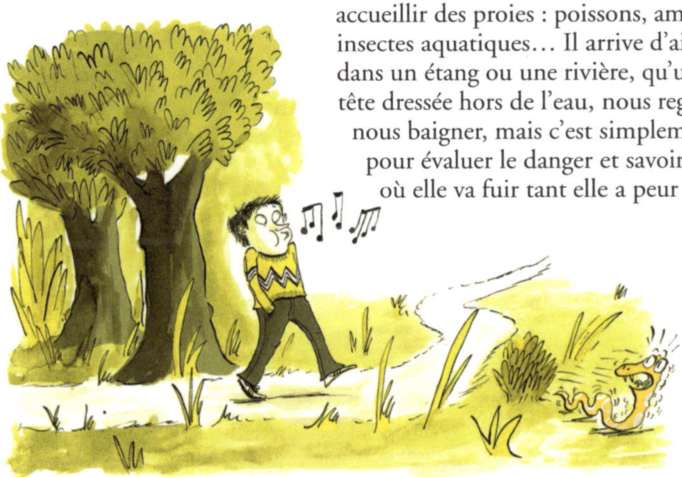

Pourquoi tu piques ?

Pour se faire mordre, il faut saisir la vipère maladroitement, marcher dessus pieds nus ou cueillir un champignon à proximité. Mais il faut surtout qu'elle ne nous ait pas repérés, ce qui est rarissime. Si elle mord, elle plante ses crochets seulement deux fois sur dix et, dans ce cas, injecte rarement beaucoup de venin. Cela confirme les statistiques : chaque année, en France, il y a entre 0 et 2 décès ! À titre de comparaison, les accidents domestiques (chutes, asphyxies, brûlures…) en provoquent 19 000, et ceux de la route 4 000. La couleuvre, elle, peut mordre si on la saisit, mais c'est sans risque, à l'égal d'un grand lézard.

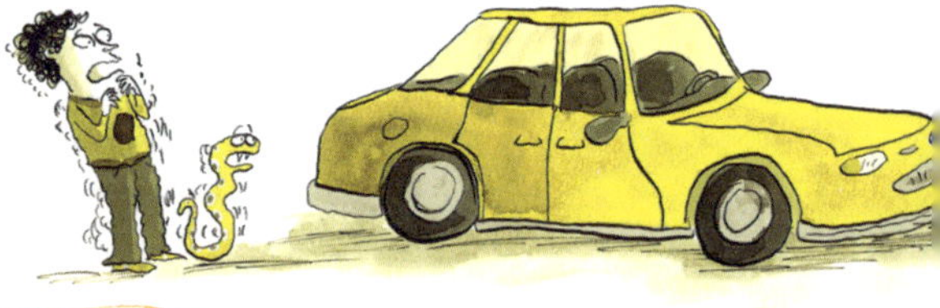

Conseils de pro

Pour les sereins, tranquilles
Les risques sont si insignifiants que l'idée même de penser aux vipères lorsque vous vous promenez est une perte de temps. Profitons de la nature, pleinement et sereinement.

Pour ceux qui ont la chance d'héberger un serpent et qui souhaitent cohabiter
Si c'est une vipère, elle reste souvent dans le même coin, il suffit de bien signaler la zone aux enfants pour éviter tout risque inutile. Si c'est une couleuvre, aucune précaution particulière n'est à prendre.

Pour ceux qui ont la chance d'héberger un serpent mais qui en font des insomnies
Inutile de sortir la bêche et de faire peur aux enfants, mais contactez la Société herpétologique de France (voir p. 94), elle vous trouvera un naturaliste qui viendra le déplacer.

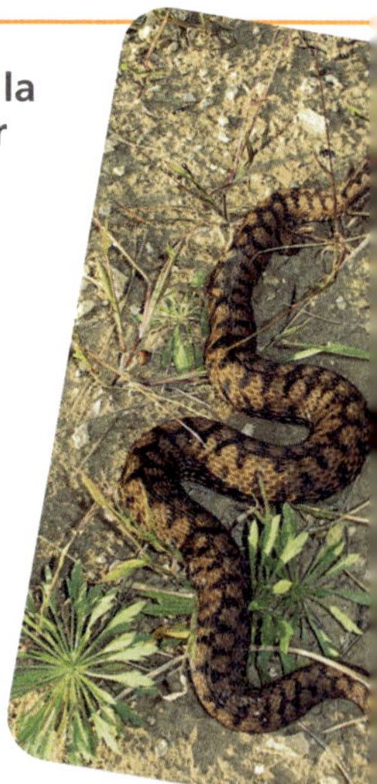

Est-ce que l'on peut te toucher ?

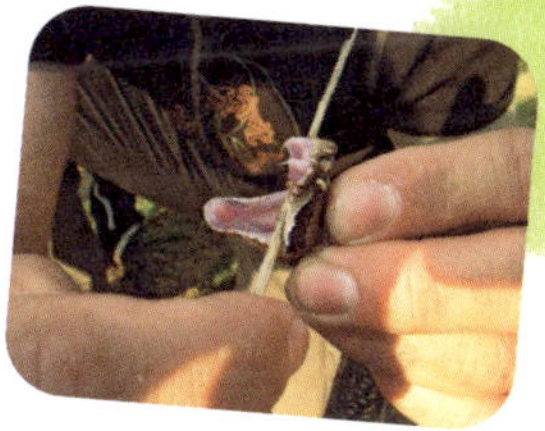

Non et oui.
Non, parce que ce sont des animaux protégés.
Mais surtout, sans une identification faite par un spécialiste, on peut attraper une vipère dont la morsure peut être fâcheuse. Les serpents, c'est un peu comme les champignons, quand on ne connaît pas, on ne touche pas ! En revanche, en compagnie d'un spécialiste, on peut sans hésiter manipuler délicatement une couleuvre ou une vipère, c'est une occupation très pédagogique que les enfants aiment beaucoup !

Une solution antipiqûre ?

S'il y a morsure de vipère, deux choses sont à retenir : calme et soin. Tout ce qui était préconisé dans les vieux livres est à proscrire : sérum, garrot, incision, urine…
Allez calmement mais rapidement à l'hôpital, en rassurant la personne mordue car elle ne risque pratiquement rien. Enlevez les accessoires qui gêneraient un gonflement (bague, montre, bracelet…).
Quant à l'aspirateur à venin, il sert surtout à rassurer et à calmer la personne mordue… ce qui est déjà bien !

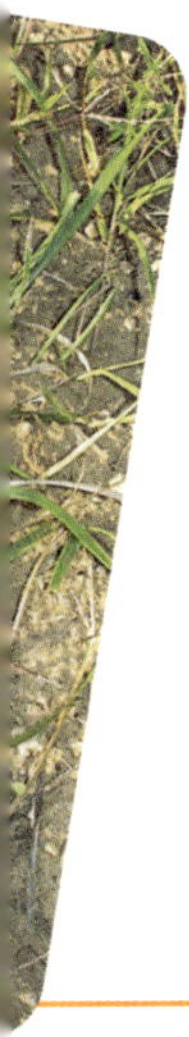

Pour les paranos, anxieux

Tapez des pieds (ou marchez lourdement) lorsque vous sortez des sentiers battus, notamment dans les zones bien exposées au soleil, comme les pentes ouvertes et couvertes de végétation, parsemées de buissons et de rochers. Les lisières touffues (ronciers), les carrières et parfois les prairies humides sont aussi recherchées des vipères. Inutile de crier, les serpents sont sourds ! La présence de grands lézards verts est souvent associée à celle des vipères, qui les mangent et apprécient les mêmes lieux de vie.

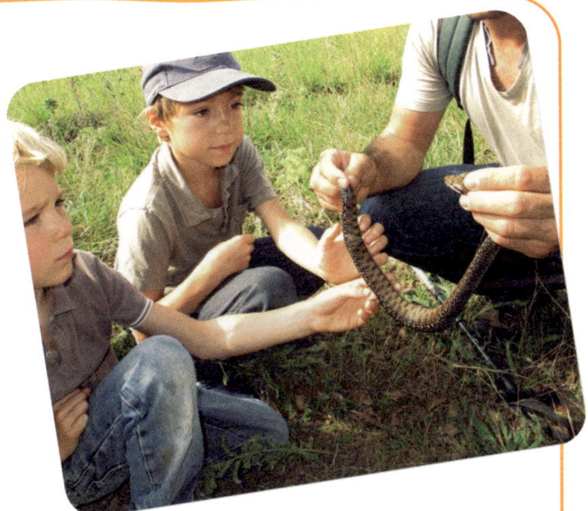

ORVETS FRAGILES ET LÉZARDS AGILES

Qui es-tu ?

La France accueille 13 espèces de lézards, dont les lézards « classiques », les geckos, le psammodrome, les seps et l'orvet. Le lézard des murailles est celui qu'on rencontre le plus souvent. Dans le Sud, les geckos nocturnes se tiennent à l'affût près des lampes où ils traquent les insectes. La différence avec les serpents n'est pas toujours évidente car certains lézards n'ont pas ou presque pas de pattes. C'est le cas des orvets, sans pattes, comme celui du seps strié du sud de la France, qui a de microscopiques pattes. Comme tous les reptiles, ils sont utiles, protégés et inoffensifs. Sans venin, ils capturent insectes, mille-pattes, araignées, mollusques… et toute autre bestiole qui passe à portée de mâchoires. Quelques espèces consomment parfois des végétaux. Pour échapper aux prédateurs, la queue de certaines se détache, dont celle de l'orvet, d'où son nom d'orvet fragile.

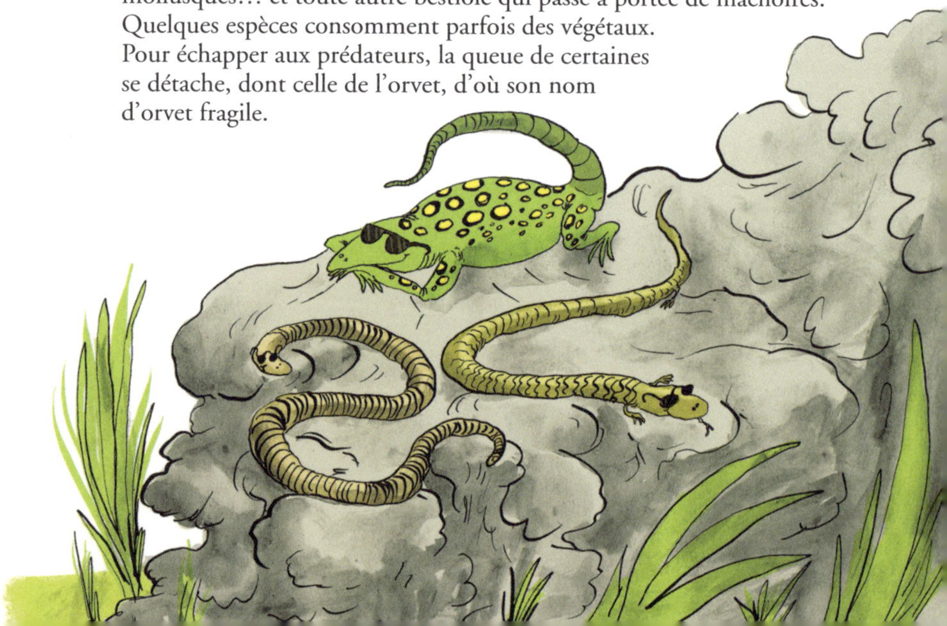

Pourquoi
tu t'approches de nous ?

Comme les serpents, ces animaux sont craintifs et nous évitent. Ce qui les attire chez nous, ce sont nos jardins et nos murs où ils trouvent abris pour pondre et proies pour se nourrir. Les lézards grimpeurs, diurnes ou nocturnes, ne nous dérangent pas, voire nous distraient, tant leur dextérité à grimper à la verticale en courant derrière une mouche est remarquable. Y compris du côté des geckos qui, le soir, marchent en ondulant, collés au mur avec le bout des doigts élargis en ventouses.
En revanche, l'orvet est un lézard qui peut déranger à cause de sa ressemblance avec un serpent. Il ne rentre pas dans les maisons mais se trouve parfois dans les jardins, sous les pierres ou les souches, où il fait humide. On le voit aussi dans les mousses ou les touffes d'herbes. On le découvre en faisant le jardin et, s'il s'agit de la femelle avec ses petits, on croit vraiment tomber sur un nid de serpents !

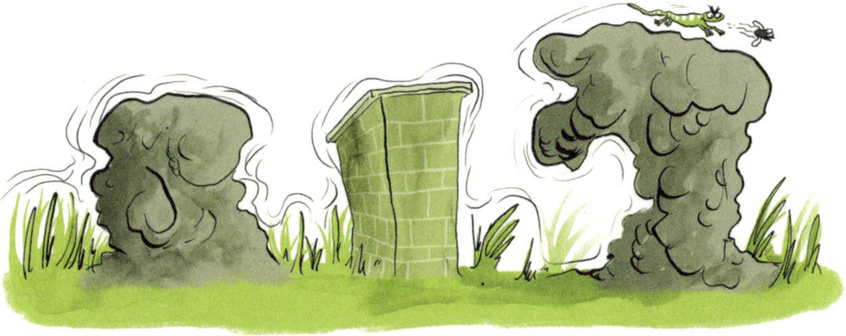

Pourquoi tu piques ?

Aucune piqûre, aucune morsure n'est à craindre car on ne peut attraper ces animaux qui sont tellement craintifs.
Notons que les lézards sont à 100 % inoffensifs et très utiles pour nous débarrasser des petites bêtes qui nous embêtent.

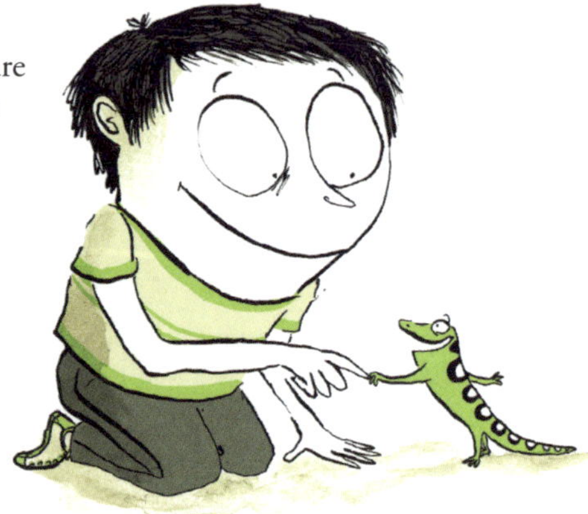

Conseils de pro

Pour les bios, accueillants
Pour que les lézards s'installent chez vous, rien de tel que d'aménager un muret de pierres sèches exposé au sud. Les pierres ne doivent pas être parfaitement scellées entre elles pour que les lézards puissent y trouver des anfractuosités où se cacher et pondre. Pour les nourrir, il est indispensable d'avoir des proies variées. Laissez tout simplement le jardin un peu tranquille.
Les herbes folles se développeront naturellement, y compris sur le muret, et accueilleront toutes sortes d'insectes que les lézards apprécient.
Laissez également une partie du tas de bois tranquille car beaucoup d'insectes s'y réfugient et sont au menu des lézards.

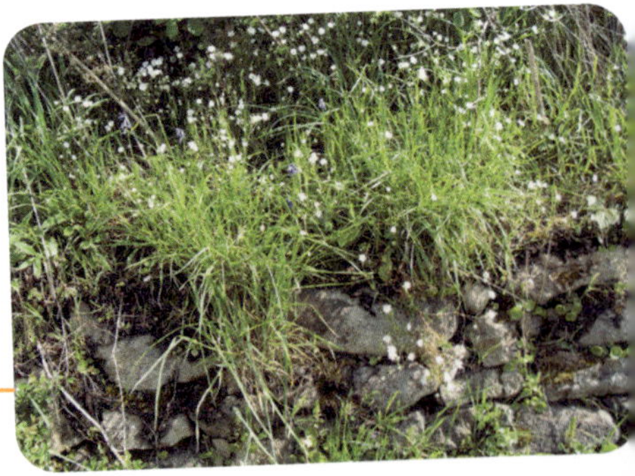

Est-ce que l'on peut te toucher ?

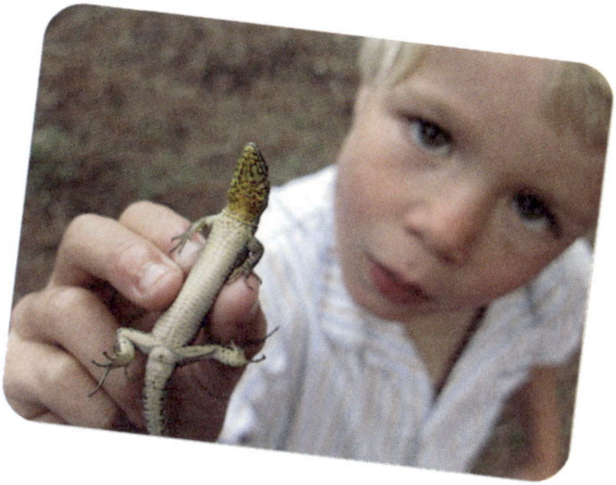

Oui et non. Avant toute chose, rappelons que les lézards, comme les serpents, sont protégés par la loi, et qu'il est interdit de les tuer et de les capturer, morts ou vifs ! Cependant, il est difficile, pour des enfants par exemple, de résister à l'envie de capturer un lézard pour l'observer. S'ils y parviennent (ce n'est pas facile !), deux précautions sont à prendre : ne pas les attraper par la queue, qui se détache et met du temps à repousser, et faire attention à une éventuelle morsure si on saisit la bête. Mais rien de grave, la sensation est alors la même que celle d'avoir le doigt pris dans une pince à linge, plus ou moins serrée, en fonction de la taille du lézard. La morsure des grands lézards verts peut cependant surprendre…

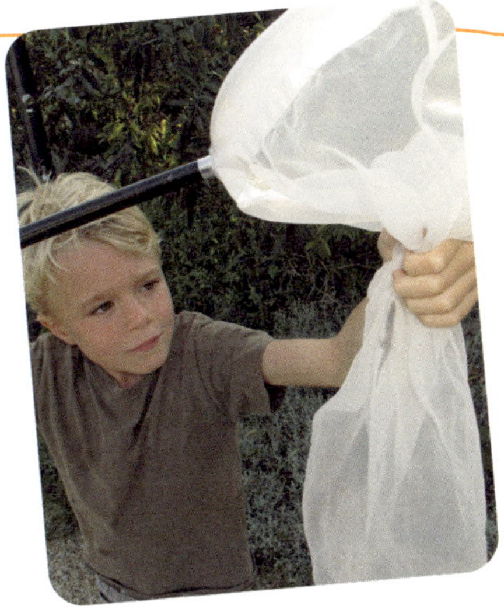

Pour les contemplatifs, apaisés
Admirez ces animaux étonnants et très utiles aux alentours de votre maison, d'autant qu'un orvet peut y vivre plusieurs dizaines d'années !

Pour les phobiques, terrorisés
Si les orvets sont proches de la maison et que l'idée vous est insupportable, demandez à quelqu'un de les déplacer, en les capturant délicatement dans un sac de toile opaque pour ne pas les stresser. Attention à la queue des orvets qui peut se détacher, cela les affaiblit.

CRAPAUDS, GRENOUILLES, TRITONS & CIE : GLU ET VERRUES ?

Qui es-tu ?

Ce sont tous des amphibiens, mot qui signifie « double vie » – une vie dans l'eau, une vie sur terre. Presque tous les amphibiens commencent leur vie dans l'eau. Les jeunes y grandissent, s'y nourrissent et, après leur métamorphose en adultes, quittent l'eau. Ils y reviendront pour pondre, l'eau restant vitale pour eux. La France accueille environ 40 espèces réparties en deux grands groupes : les urodèles et les anoures. Pour faire simple, les 14 espèces d'urodèles ont une queue (salamandres et tritons…) et les 26 espèces d'anoures n'en ont pas (grenouilles, rainettes et crapauds). À la saison des amours, ou pour défendre un territoire, leurs « chants » peuvent s'entendent à des kilomètres à la ronde. L'apparence boutonneuse de certains est due à des glandes granuleuses qui produisent du venin pour se protéger des prédateurs et de certaines maladies. Les animaux qui mangent une salamandre peuvent vomir ou mourir empoisonnés !

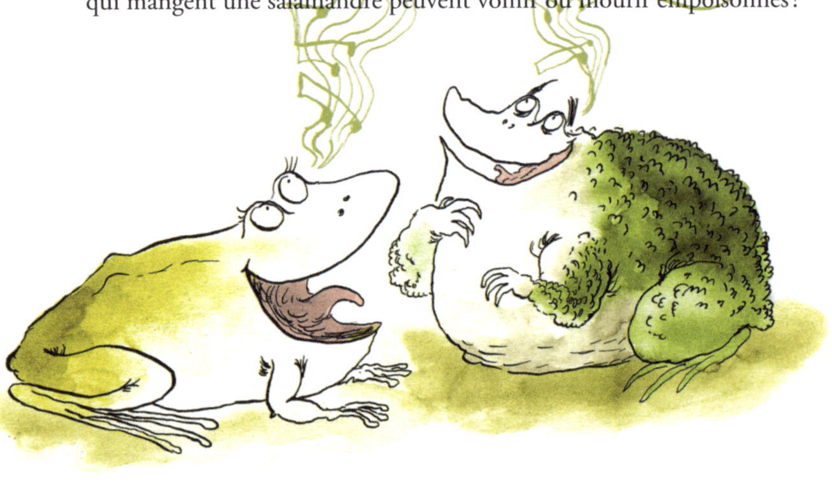

Pourquoi
tu t'approches de nous ?

Les amphibiens sont rarement présents dans les jardins sans pièce d'eau. On rencontrera cependant ceux qui peuvent vivre loin de l'eau, comme le crapaud commun. S'il vient dans le jardin, c'est pour y chasser des insectes dont il se délecte : coléoptères, sauterelles, araignées, fourmis… mais c'est aussi parce qu'il y trouve une cavité qui lui permet de s'abriter, comme les trous pour les compteurs à eau, par exemple. Inversement, une pièce d'eau riche en végétaux et en proies accueillera beaucoup d'amphibiens, des grenouilles aux tritons qui y pondront. D'autant que dans les villes, les milieux aquatiques sauvages sont rares. En revanche, une piscine est généralement un mouroir pour les amphibiens qui y tombent par curiosité ou par mégarde. Le chlore et les rebords qui les empêchent de sortir leur sont fatals. Comme ils sont prédateurs, les amphibiens permettent de limiter les populations de toutes les bestioles, aquatiques ou terrestres – y compris les larves de moustiques sous l'eau !

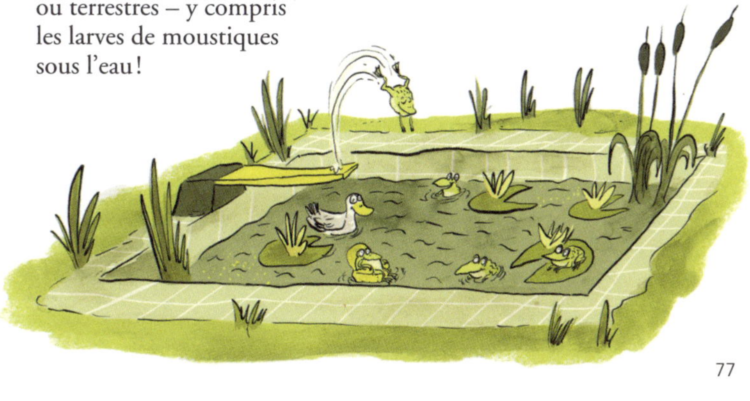

Pourquoi tu piques ?

Aucune piqûre, aucune morsure n'est à craindre de ces animaux. Les amphibiens sont inoffensifs.

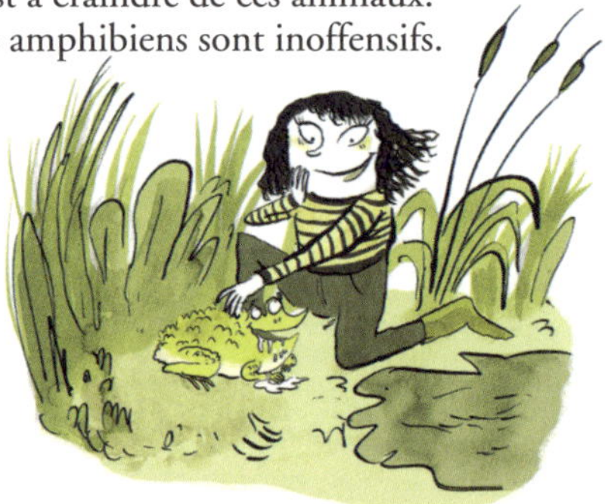

Une solution antibrûlure ?

Rincez-vous toujours les mains à l'eau après avoir touché un amphibien quel qu'il soit. Car si vous vous frottez les yeux, après les avoir touchés, le venin de leur peau peut provoquer des brûlures, parfois assez fortes (voir ci-contre). Rincez-vous les yeux à l'eau. Rassurez-vous, la sensation de brûlure finit toujours par disparaître, même si le rinçage n'a pas été efficace !

Conseils de pro

Pour les bienveillants, accueillants

Aucun souci avec ces animaux utiles, souvent très discrets et peu encombrants. Il est même conseillé de créer une mare naturelle pour les y accueillir car ils sont en manque de logement dans les lieux urbanisés. D'autres bêtes s'installeront, comme des libellules et des demoiselles.

Pour les sommeils légers

Si les chants d'amour ou territoriaux des grenouilles vous empêchent de dormir, achetez des bouchons

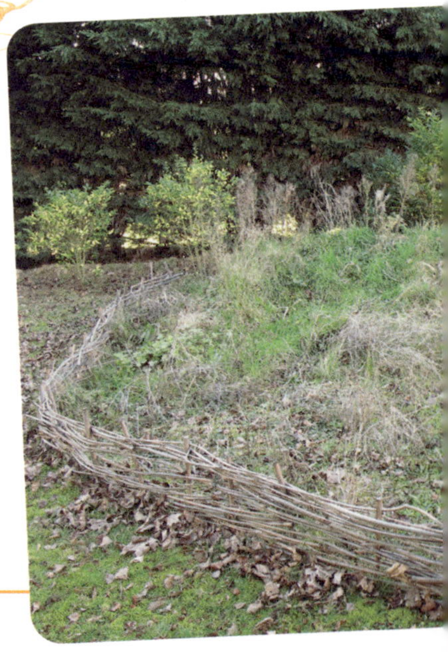

Est-ce que l'on peut te toucher ?

Oui et non. Les amphibiens sont protégés et il est interdit de les capturer, morts ou vifs. Mais il est difficile d'interdire à des enfants de capturer têtards, grenouilles ou crapauds. Alors il est utile de leur rappeler trois choses : éviter de les manipuler trop longtemps car cela amenuise la couche de protection qu'ils ont sur la peau ; les relâcher où ils ont été trouvés ; et bien se rincer les mains.

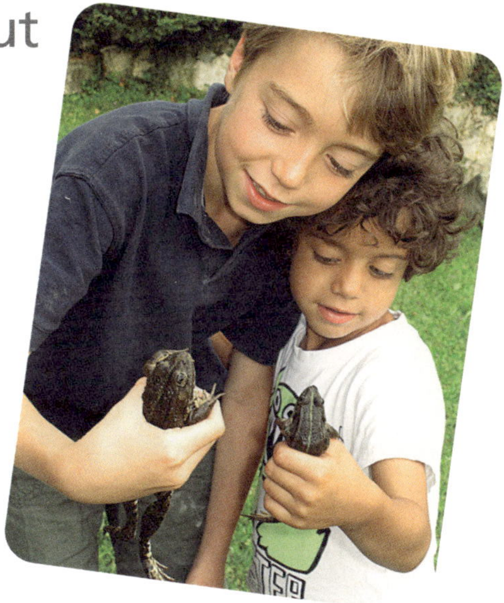

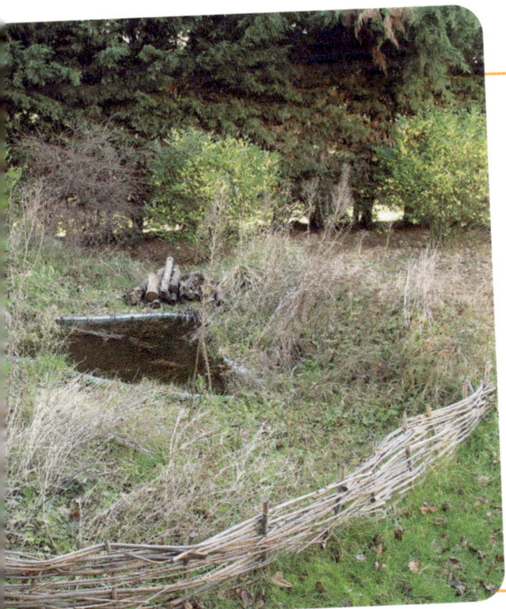

antibruit car ces animaux sont protégés et ne peuvent être tués. Inutile également de boucher la marre car ces « cris » ne durent que le temps des amours, alors avec un peu de patience…

Pour les phobiques, incontrôlables

Si l'idée d'avoir un crapaud utile et inoffensif dans votre jardin vous est insupportable, demandez à un ami de le capturer délicatement et de le déplacer.

RATS DES VILLES, SOURIS DES CHAMPS

Qui es-tu ?

Il n'y a que deux espèces de grands rats qui vivent près des hommes : le rat noir et le rat d'égout, ou surmulot. Originaire d'Inde, le rat noir est arrivé il y a plus de deux mille ans. Après avoir pullulé et provoqué des épidémies graves, comme la grande peste de 1348 qui nous a été transmise par ses puces, le rat noir est devenu rare. Il a été remplacé par le rat d'égout, arrivé vers 1750 de Mongolie. De couleur marron, il n'est pas rare de le croiser non loin de nos égouts ou de nos canalisations. La souris grise, elle, est vraiment une habituée de nos habitations. Elle y installe son nid et supporte très bien notre présence. Ces rongeurs ont des réputations exécrables, datant pourtant d'une époque révolue.

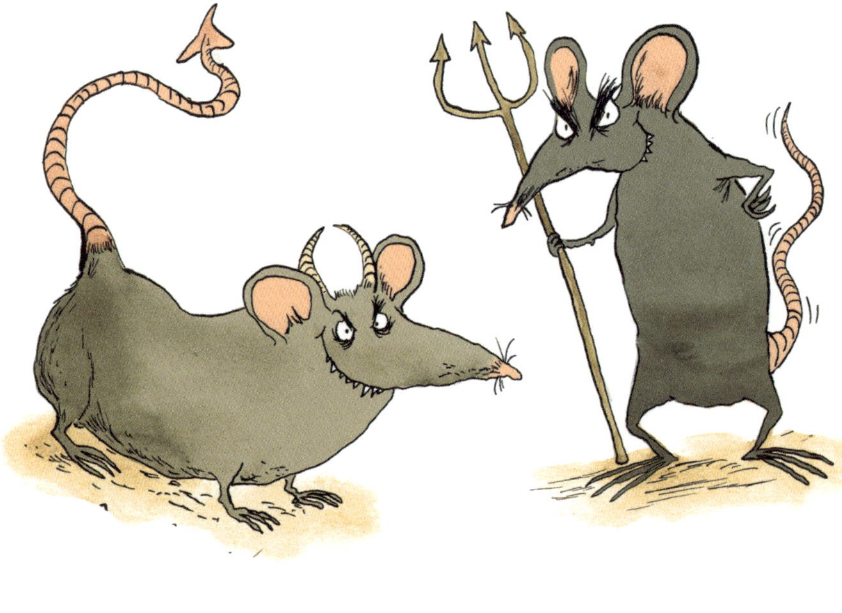

Pourquoi
tu t'approches de nous ?

Les rats ont été introduits en France par les hommes, dans leurs cargaisons. Ce sont donc des animaux habitués à notre présence, et adaptés à vivre dans nos villes et nos habitations. Omnivores, ils y grignotent nos réserves de nourriture, nos déchets et rongent des tas de choses pour user leurs dents. Peu craintifs, ils restent cependant difficiles à approcher directement. Il arrive très souvent qu'ils vivent à côté de nous, sans faire de dégâts et sans jamais croiser notre chemin…

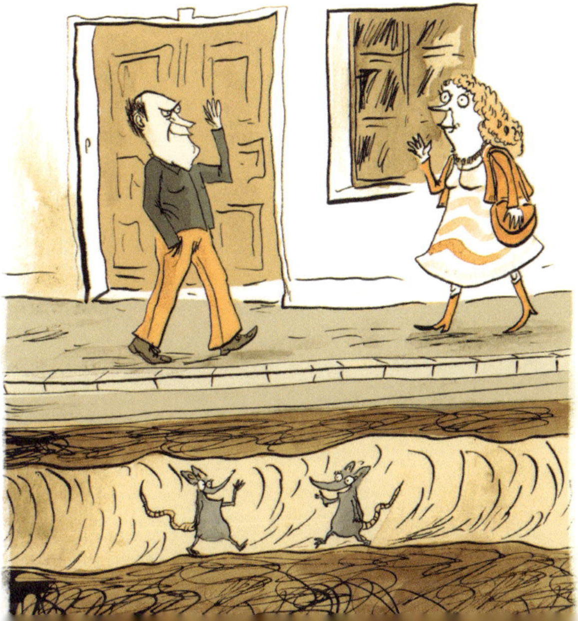

Pourquoi tu mords ?

Se faire mordre par un rat ? C'est possible, mais seulement si on essaie de le capturer à mains nues ! Car il est loin le temps où on entendait des gens se plaindre d'une morsure de rat. Ils sont désormais trop peu nombreux pour que le contact physique se crée entre eux et nous.

Une solution antimorsure ?

Si vous êtes réellement mordu au sang par un rat ou une souris, désinfectez bien et consultez un pharmacien ou un médecin.

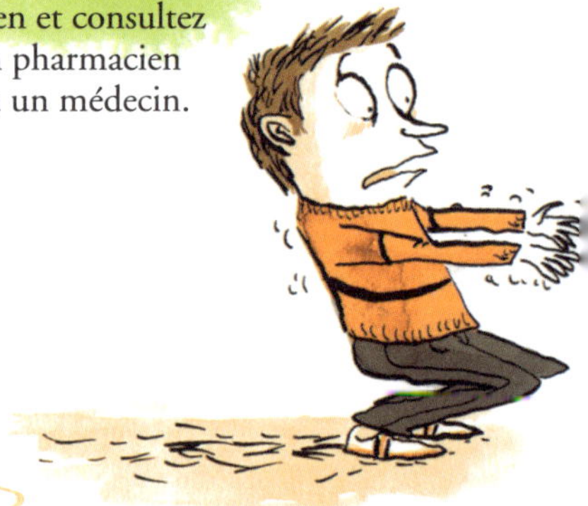

Conseils de pro

Pour les amis des rongeurs

Tant qu'ils n'entrent pas chez vous et que vous protégez correctement vos denrées stockées à l'extérieur de la maison, la cohabitation est envisageable, à condition que les rats ne souillent rien et ne fassent aucun dégât.

Pour les pédagogues, curieux de la nature…

Une petite activité consiste à réaliser un pisteur d'empreintes pour savoir qui se balade chez vous la nuit. Placez sur leur passage présumé, dans un abri extérieur ou à l'intérieur, une vitre passée au noir de fumée. Lorsqu'une empreinte est laissée, ouvrez votre guide des traces et identifiez-la. Une autre méthode, testée par mon amie Marie-Françoise Gauthier, consiste à placer sur un trépied une caméra là où on soupçonne la présence d'une souris ou d'un rat. Laissez-la tourner toute la nuit. Vous pouvez forcer le destin en plaçant des appâts. Les images de la bestiole qui pointe le bout de ses moustaches sur le film surprendront toute la famille…

Est-ce que l'on peut te toucher ?

Non. Terrorisés et défensifs, ils pourraient vous égratigner avec leurs petites griffes en se débattant et pourraient vous mordre avec leurs dents. Même les spécialistes qui les étudient font attention à porter des gants et savent que certaines maladies peuvent être transmises par les rats. En revanche, un rat domestique, issu du rat d'égout sauvage, se laisse facilement manipuler.

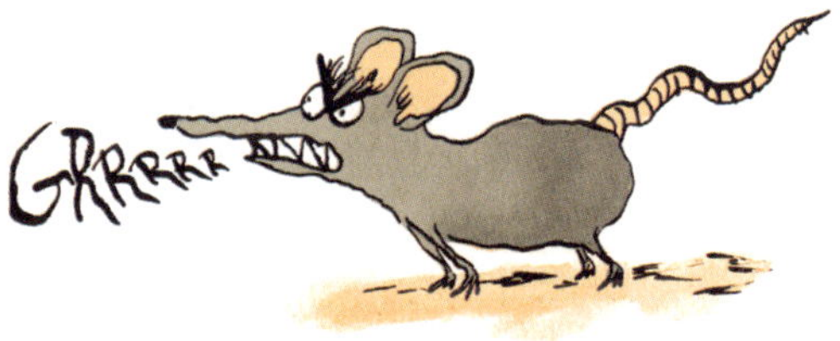

Pour les adeptes de la mort-aux-rats et de la tapette

Pour un dératiseur, tous les moyens sont bons pour venir à bout des rats : poison, nasse, piège, tapette, cage, glu… La bête est tant méprisée, depuis des siècles, qu'il n'y a pas de discussion possible ! Pourtant, une petite évaluation de la situation permet parfois de se rassurer et, pourquoi pas, de laisser tranquilles ces animaux intelligents. En revanche, s'ils sont dans les parties habitables de votre maison, alors, pour une question d'hygiène, il est plus sage de les capturer, de préférence avec une cage-trappe et des appâts. Certaines personnes les relâchent ensuite, loin, tout en sachant qu'il est interdit de transporter un animal sauvage… Autre solution : emprunter le chat du voisin, pour un soir ! S'il s'agit d'une véritable invasion, appelez un spécialiste car la dératisation est presque un art tant cet animal est intelligent.

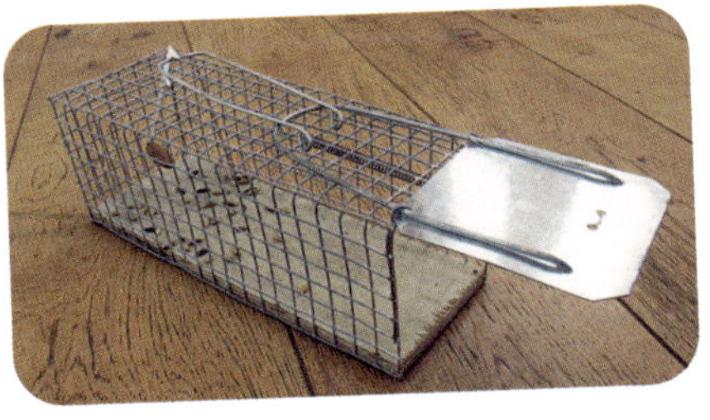

LES CHAUVES-SOURIS SANGUINAIRES UN MYTHE ORDINAIRE

Qui es-tu ?

Il y a bien quelques écureuils qui tentent de voler grâce à la peau distendue de leur ventre, mais, dans l'art de voler, aucun autre mammifère n'arrive à la cheville des chauves-souris !
Avec les oiseaux et les insectes, ces mammifères font partie de notre espace aérien. Les chauves-souris volent avec leurs doigts très allongés qui sont reliés entre eux par une fine membrane s'appuyant sur l'air. Nocturnes, elles se repèrent en envoyant des ultrasons autour d'elles. Lorsqu'ils leur reviennent en écho après avoir atteint un obstacle ou une proie, elles ont une cartographie précise de leur environnement. Oreilles ou nez sont modifiés pour réceptionner les informations, voilà pourquoi elles ont parfois des « drôles de têtes ». Sous les tropiques, certaines utilisent la vue et ressemblent plus à des renards volants ; elles sont plus mignonnes.

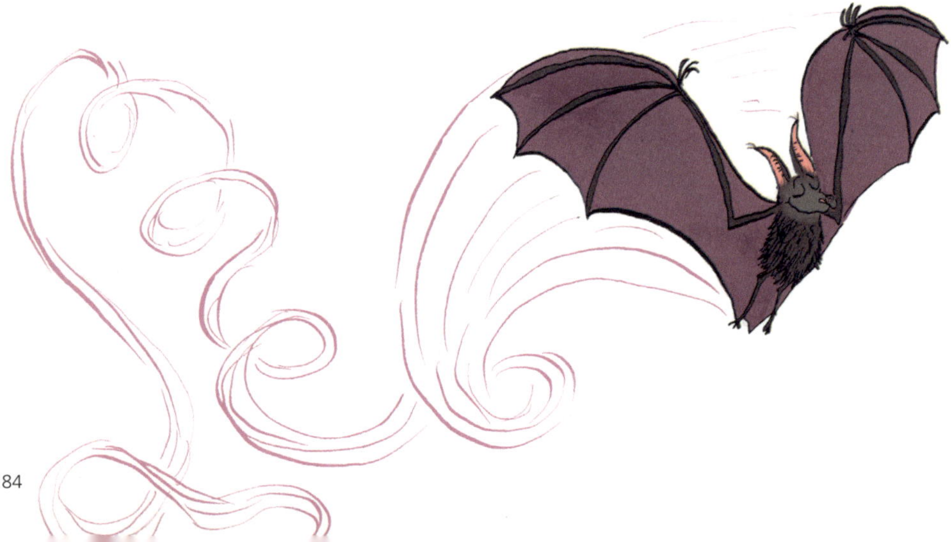

Pourquoi tu t'approches de nous ?

En Europe, toutes les chauves-souris sont insectivores. Capturés au vol, les insectes nocturnes sont chassés avec une dextérité et une précision remarquables. Les chauves-souris s'approchent souvent de nous, disons plutôt de nos insectes ou de nos greniers. Mais, dans 99 % des cas, nous ne les remarquons pas tant leur vol est silencieux et leur présence quasi invisible de nuit. Nous les remarquons parfois lorsque la nuit n'est pas encore noire et que leur silhouette se détache dans le ciel ou alors lorsqu'elles volent autour de nos lampadaires pour capturer les insectes attirés par la lumière qu'ils prennent pour un repère astral. Parfois, il leur arrive d'entrer dans une pièce éclairée, toujours à la recherche d'insectes. Les greniers peuvent être pour elles de bons abris diurnes durant l'été, voire des lieux d'hivernation, comme une grotte ou un arbre creux. En revanche, aucune chauve-souris ne s'approche de nous, et aucune ne se prend dans nos cheveux…

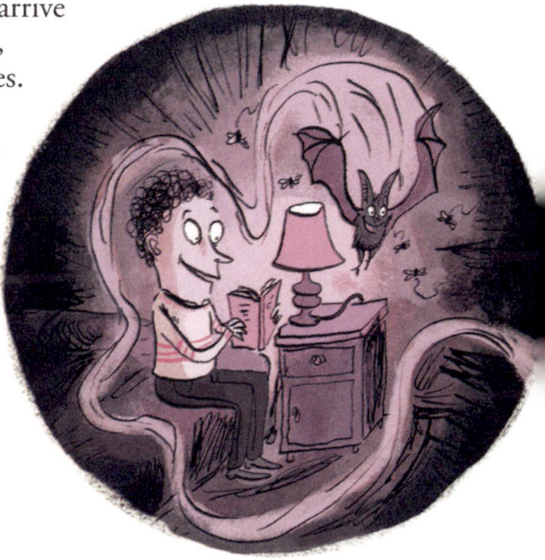

Pourquoi tu mords ?

Se faire mordre par une chauve-souris ? C'est possible, mais seulement si on la capture à mains nues. Et encore, les espèces communes sont si petites qu'elles ne peuvent même pas nous mordre. Ces créatures nocturnes, associées aux vampires et au diable parfois, ont, avec les araignées, la réputation la plus injustifiée qui soit.

Une solution antimorsure ?

Si vous vous faites mordre en manipulant une chauve-souris, il est préférable de consulter un centre antirabique ou un médecin.

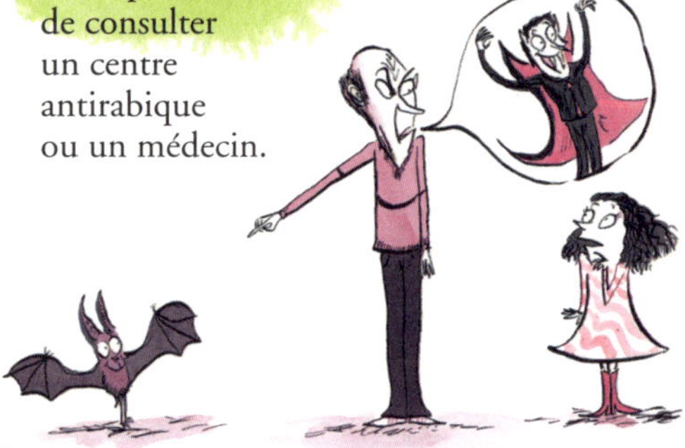

Conseils de pro

Pour les pédagogues, curieux de nature

Greniers ouverts, nichoirs fabriqués artisanalement ou achetés dans le commerce et placés contre les murs de la maison ou dans les arbres du jardin, suppression des pesticides, et voilà un paradis pour chauves-souris ! Une idée de bricolage en famille : la fabrication de nichoirs à chauves-souris. Facile, pas cher, rien de tel pour animer une après-midi et faire des observations surprenantes avec les enfants…

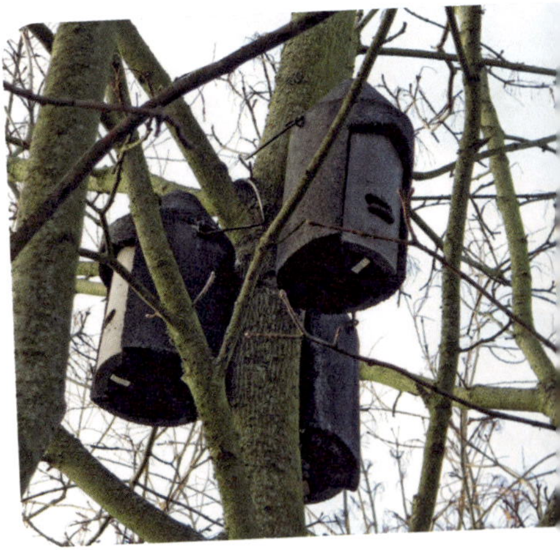

Est-ce que l'on peut te toucher ?

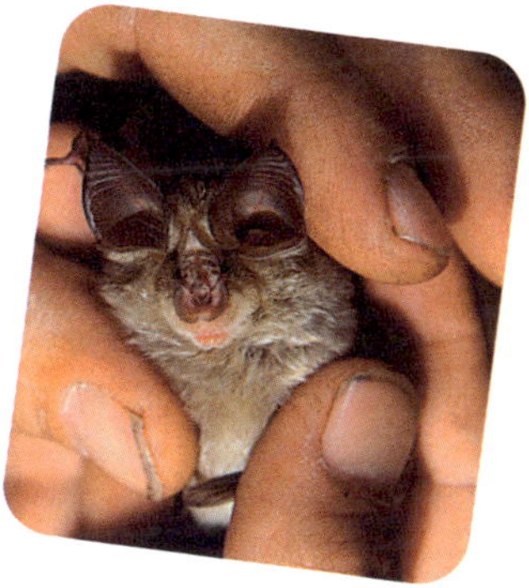

Oui et non. Elles sont toutes protégées par la loi à cause de leur raréfaction et de leur capacité à réduire les populations d'insectes ; il est légalement interdit de toucher, de tuer ou de détenir une chauve-souris. Si vous deviez secourir une chauve-souris tombée dans une piscine ou coincée dans une maison, l'idéal serait d'utiliser un filet à papillons, par exemple. Si vous avez à la capturer avec les mains, par précaution, mettez des gants de cuir et saisissez-la délicatement pour la libérer. Pensez à montrer à votre entourage la tête et les ailes surprenantes de ces animaux. La rage ? Il existe quelques souches en Europe, mais comme en général personne ne cherche pas à se faire mordre ou ne s'amuse à tripoter un cadavre, il n'y a pas de risque.

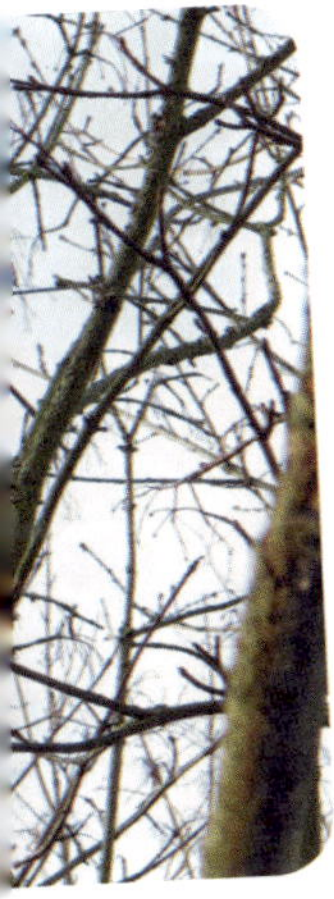

Pour les craintifs, pas rassurés

Si une chauve-souris entre dans la maison, ne paniquez pas, vous ne craignez aucune morsure… et elles ne s'attaqueront pas à votre chevelure ! Ouvrez toutes les issues, elle s'en ira toute seule. Si elle s'accroche au plafond, faites-lui doucement peur et elle partira. Par précaution, éteignez les lumières inutiles et qui pourraient attirer des insectes nocturnes qu'elle serait tentée de venir chasser.

Pour les phobiques qui croient aux histoires de vampires

Nous sommes d'accord, il est impossible de se débarrasser de tous les insectes volant aux alentours de nos habitations. C'est votre grenier que vous devez rendre totalement inaccessible aux chauves-souris. Dommage, car elles sont en manque de logement et très utiles pour grignoter moustiques et autres mites volantes. À bon entendeur…

LES ANIMAUX MORTS OU VIFS, À POILS, À PLUMES, À PINCES, À DARD…

Qui es-tu ?

À poils, c'est un mammifère, à plumes, c'est un oiseau et à carapace, c'est un insecte ou l'un de ses nombreux cousins arthropodes. Malheureusement, de nombreux animaux ne s'observent que… morts. C'est le cas des insectes qui terminent sur nos pare-brise, dans nos piscines ou dans nos pièges à guêpes. C'est aussi le cas des mammifères et des oiseaux. Par exemple, sauf si on est adepte d'affûts nocturnes, on ne voit les blaireaux qu'écrasés au bord de la route où le trafic est responsable à 80 % de leur mortalité. Ainsi, renards, écureuils, lézards, crapauds, salamandres… sont généralement observés jonchant le bitume, parfois tout plats. Avec un peu de chance, ils sont blessés et nous pouvons agir.

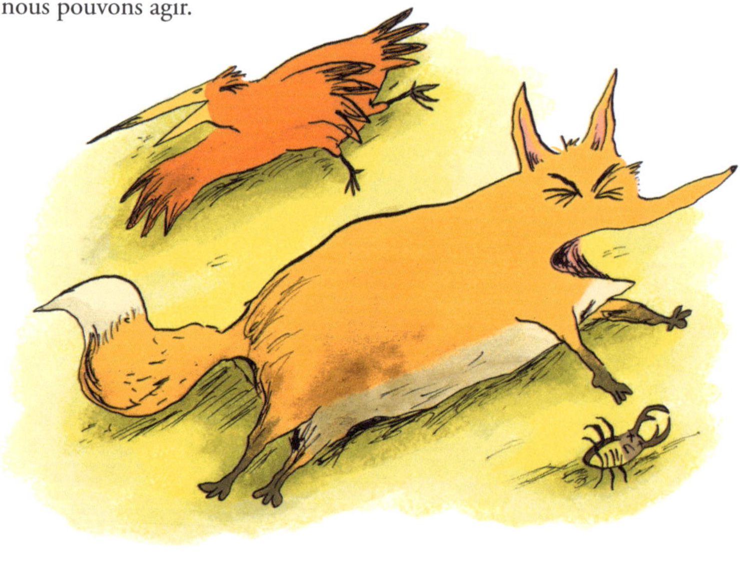

Pourquoi tu t'approches de nous ?

Tous les animaux ont des espaces vitaux plus ou moins grands. Comme nos agglomérations empiètent de plus en plus sur l'ensemble des territoires sauvages, leurs espaces croisent généralement les nôtres. Notre réseau routier, par exemple, est tellement important qu'il traverse partout les territoires d'animaux, y compris ceux des insectes volants.

Ce ne sont généralement pas les animaux sauvages qui s'approchent de nous, mais nous qui faisons intrusion dans leurs espaces. Souvent, en traversant les zones urbanisées, ils sont piégés par des aménagements dont ils ne savent pas sortir, ils y meurent ou se blessent : piscines, abreuvoirs, bassins de décantation, trous artificiels au ras du sol, poteaux creux…

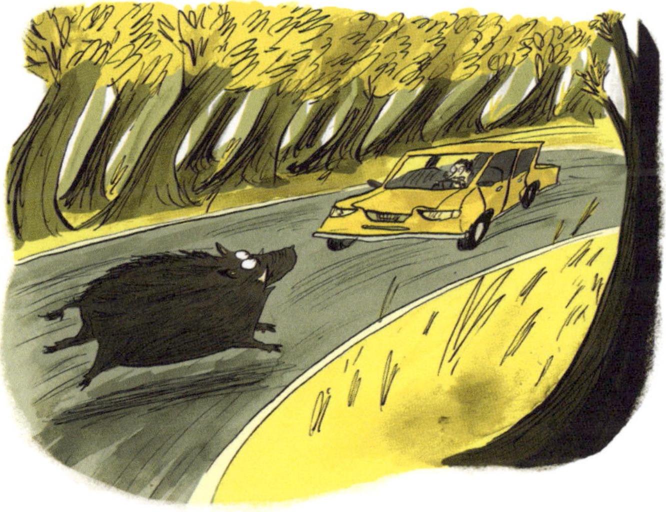

Pourquoi tu mords ?

Une fois la bête morte, aucun risque de morsure ou de piqûre. Mais le risque peut être sanitaire, car certaines maladies sont transmises à l'homme par les animaux, ou bien ce sont des microbes qui peuvent nous infecter. Mieux vaut éviter de toucher un cadavre sans protection.
On peut aussi se faire piquer par une guêpe ou une abeille qui semble morte et qui, dans un dernier réflexe, sort son aiguillon. Si l'animal est blessé et ne peut s'enfuir, il utilisera ses défenses. Bec et pattes pour les oiseaux, griffes et dents pour les mammifères… Dans ces cas, mieux vaut être prudent et agir en conséquence.

Une solution antimorsure ?

Par précaution, pensez à bien vous désinfecter les mains si vous tripotez un cadavre ou un animal blessé. Mieux : utilisez des gants.

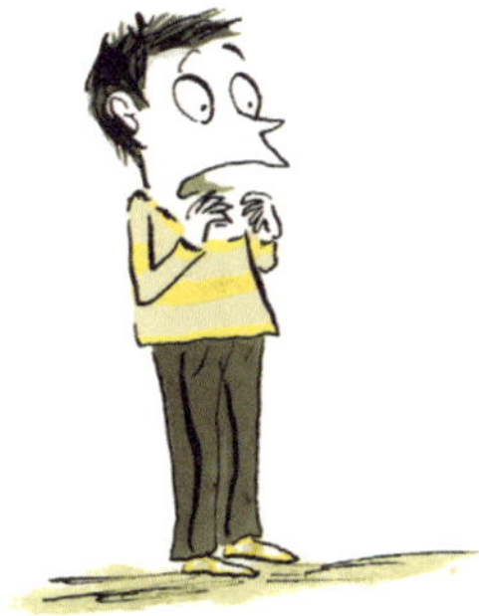

Conseils de pro

Pour les adeptes des cabinets de curiosités et les pédagogues

Rien de tel pour étonner vos amis et les enfants que de collecter et d'identifier les trouvailles mortes des campagnes : squelettes, insectes, coquilles d'escargots, limaces momifiées, bois de chevreuil… Les crânes d'animaux sont remarquables pour mieux les connaître et orner une étagère du salon. On trouvera sur Internet comment bien nettoyer ces restes et remplir son cabinet de curiosités.

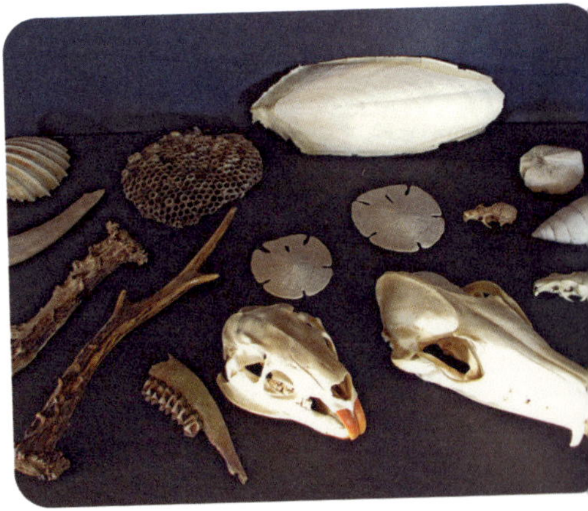

Est-ce que l'on peut te toucher ?

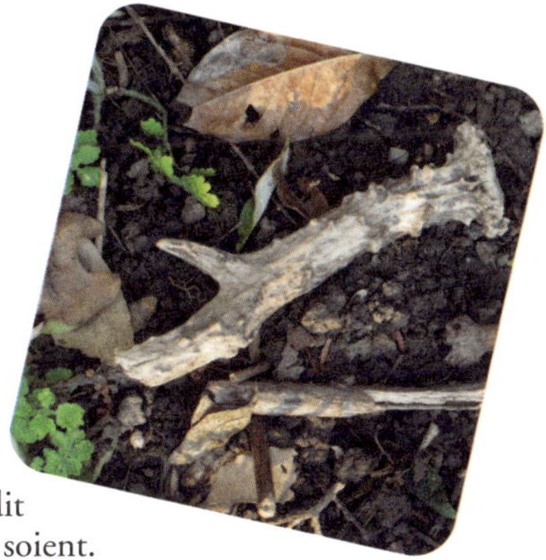

Oui et non. Oui, si les restes de l'animal sont vieux et secs, que les chairs sont toutes parties et qu'il n'y a pas d'odeur de putréfaction où des microbes peuvent grouiller. Vous pouvez ainsi récupérer un crâne de mammifère ou d'oiseau, ou un insecte, par exemple. Gardez cependant à l'esprit que si l'animal est protégé, il est interdit de détenir ses restes, quels qu'ils soient. En revanche, lorsqu'il s'agit d'un animal blessé et potentiellement prêt à se défendre, il vaut mieux éviter de le toucher directement.

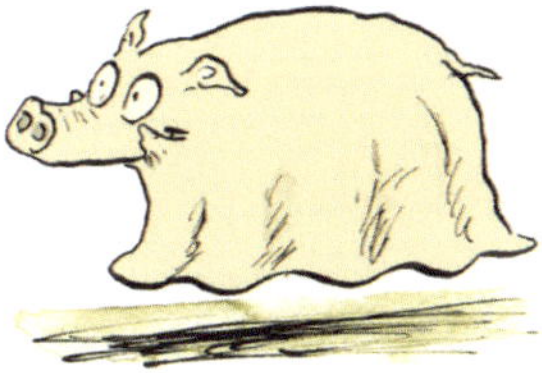

Pour les bons samaritains, téméraires

Tout animal sauvage blessé doit être capturé avec soin et prudence. Si possible, mettez des gants et maîtrisez les pattes et les ailes. Si l'animal est gros, jetez une couverture ou un vêtement dessus. Cela le calme et permet de l'attraper en évitant griffures et morsures. Placez-le ensuite dans un carton fermé, au chaud et au calme. Ne cherchez pas trop à le nourrir ou à l'hydrater sans connaître ses besoins ni son état de stress. Apportez-le sans délai chez le vétérinaire ou, mieux, dans un centre de soins pour animaux sauvages (voir Adresses utiles, p. 94).

Pour les bons samaritains, peureux

Appelez un centre de soins pour la faune sauvage qui enverra quelqu'un chercher l'animal, sinon appelez une association de protection de la nature locale (voir Adresses utiles, p. 94).

QUELQUES IDÉES REÇUES

Les frelons sont dangereux
Faux. Ils sont timides et craintifs loin du nid et, excepté pour les personnes allergiques, leur piqûre est moins dangereuse que celle de l'abeille domestique (si, si, c'est prouvé).

Les frelons asiatiques détruisent les abeilles des ruches et sont dangereux
Faux. Tout aussi craintif et peu dangereux que le frelon d'Europe, ce bel insecte compte, comme son compère européen, environ 30 % d'abeilles domestiques à son menu.

Il y a tant de guêpes que je peux les tuer et les piéger sans remords
Faux (jusqu'à preuve du contraire car les études sont en cours). Une colonie de guêpes tue des milliers d'insectes aux alentours : mouches, chenilles, punaises… En tuant une seule guêpe, on sauve la vie de 5 000 mouches ! Alors à choisir, mieux vaut préserver la biodiversité.

Il faut détruire les nids
Faux. Premièrement, les nids sous les toits (et non sous terre) ne sont pas ceux des espèces qui nous ennuient à table. Deuxièmement, avant l'hiver, toute la colonie meurt, à l'exception des femelles fécondées (reines) qui partent hiverner à l'abri. Le nid, fait de papier mâché, ne sera pas réutilisé.

Si je les chasse avec la main, elles risquent de s'énerver et de me piquer
Faux. Lorsqu'elles sont loin de leur nid à la recherche de nourriture, elles ne sont pas en mode « défense », même si elles semblent insistantes en tournant autour de nous.

Installer une ruche est bon pour la biodiversité
Faux. C'est bon pour avoir du miel et polliniser les immenses étendues agricoles, mais la présence de milliers d'abeilles domestiques venues d'ailleurs peut perturber les pollinisateurs sauvages et locaux. Mieux vaut favoriser la présence de ces derniers plutôt que d'importer des insectes.

Toutes les abeilles font du miel et vivent en société
Faux. Parmi les 1 000 espèces françaises, une seule fabrique du miel et une soixantaine d'espèces seulement vivent en colonies, plus ou moins grandes.

Les abeilles sont toutes jaune et noir
Faux. L'abeille domestique est marron et noir, et parmi les 1 000 autres espèces, celles qui sont rayées de jaune et de noir sont rares.

Les bourdons ne piquent pas
Faux. Comme toutes les abeilles, les femelles ont un dard.

Les fourmis n'ont pas d'ailes
Faux. Si les ouvrières et les soldats n'en ont jamais, chez la plupart des espèces les mâles et les femelles (reines) en ont, une fois par an.

Les mouches sont sales
Faux (et vrai). Les mouches recyclent et font disparaître une bonne partie des déchets : cadavres, excréments, végétaux morts… Par précaution, on évitera donc de laisser la nourriture à portée d'une mouche qui viendrait de se poser sur un excrément…

Les moucherons sont des bébés mouches
Faux. Les bébés mouches sont les « asticots » qui, en se métamorphosant en adultes ailés, ne grandiront plus.

Les moustiques sont attirés par la lumière ou la chaleur des lumières
Faux. C'est notre chaleur et nos « odeurs » qui les attirent (voir pp. 32-35).

Les moustiques préfèrent les peaux sucrées ou certains parfums
Faux. C'est notre chaleur et nos « odeurs » qui les attirent.

Les cousins sont des moustiques mâles
Faux. Les cousins sont des cousins des moustiques (*sic !*).

Les gendarmes sont nuisibles
Faux. Parfois, ils croquent même des pucerons.

Les « araignées d'eau » sont des araignées
Faux. Ce sont des punaises qu'on appelle aussi des patineurs, car ils glissent sur l'eau avec des poils hydrofuges placés au bout de leurs pattes.

Les blattes ne volent pas
Faux. La plupart des espèces volent, même si la grande blatte américaine de nos voyages sous les tropiques ne le fait pas ou rarement.

Écraser un cafard en fait naître d'autres
Faux. Mais si la femelle dépose son oothèque juste avant d'être écrasée, les jeunes, n'ayant pas besoin d'elle pour survivre, écloront plus tard.

Les araignées piquent ou mordent
Faux. Ce sont les insectes (et non les arachnides) qui nous piquent. À moins de prendre dans la main les grosses araignées, elles ne mordent pas spontanément.

La présence d'araignées est le signe d'une maison bien tenue
Faux. Mais c'est poétique !

Les araignées pondent sous la peau et du bouton ainsi formé sortent des milliers de bébés araignées
Faux. Il s'agit d'une légende urbaine, même si vous connaissez quelqu'un qui connaît quelqu'un qui connaît quelqu'un… à qui c'est arrivé.

Les mygales sont des tarentules
Faux. En anglais, mygale se dit *tarantula*; et, en français, « tarentule » désigne une grande araignée qui vit en Italie près de la ville de Tarente. Ce n'est pas une mygale, mais une lycose.

Il n'y a pas de scorpions en France
Faux. 5 espèces vivent dans le Sud.

Les scorpions sont dangereux
Faux. En France, les 5 espèces présentes sont inoffensives, même si la piqûre du languedocien peut être douloureuse.

Les tiques tombent sur nous depuis les arbres
Faux. La tique du mouton nous attend cachée dans les herbes.

Les serpents sont gluants
Faux. Ils sont lisses et secs, les caresser est même très agréable.

Les serpents piquent avec leur langue
Faux. Leur langue sert à capter les odeurs.

Des vipères ont été lâchées par hélicoptères par des écologistes
Faux. Inutile d'user de l'encre pour y répondre, c'est tout simplement faux.

La couleuvre vipérine a du venin
Faux. Elle est inoffensive, mais ressemble un peu à une vipère, comme la couleuvre coronelle.

Les orvets piquent
Faux. Comme tous les lézards, ils n'ont pas de crochets venimeux.

Les lézards sont tous carnivores
Faux. Certains, notamment certains petits lézards des îles méditerranéennes, mangent des végétaux, comme des baies, des fleurs, des feuilles ou des graines.

Les crapauds donnent des boutons
Faux. On peut toucher un crapaud sans crainte, il suffit ensuite de bien se rincer les mains pour éviter la désagréable sensation de brûlure qui survient si on se frotte les yeux.

Les crapauds sont marron et les grenouilles vertes
Faux. On trouve ces deux couleurs chez ces deux groupes d'amphibiens.

Les chauves-souris s'emmêlent dans les cheveux des hommes
Faux. Leurs ultrasons détectent même un cheveu isolé, alors comment une chauve-souris pourrait se fourvoyer à ce point ?

Les chauves-souris sont des vampires
Vrai. Mais seulement trois espèces sud-américaines sucent discrètement le sang de certains mammifères, très rarement celui de l'homme.

ADRESSES UTILES

Insectes
Office pour les insectes et leur environnement (OPIE)
www.insectes.org

Araignées
Association française d'arachnologie (ASFRA)
http://groupearachnofrance.free.fr

Oiseaux
Ligue pour la protection des oiseaux (LPO)
www.lpo.fr

Mammifères
Société française pour l'étude et la protection des mammifères (SFEPM)
www.sfepm.org

Reptiles et batraciens
Société herpétologique de France
http://lashf.fr
Connaissances et études herpétologiques (CEH)
Une association francilienne qui réalise des prospections sur le terrain et propose des sorties nature. Renseignements : asso.ceh@gmail.com

Protéger la nature
Société nationale de protection de la nature
www.snpn.com

Si on trouve un animal blessé
Union française des centres de sauvegarde de la faune sauvage
http://uncs.chez.com

Pour géolocaliser et découvrir la biodiversité qui nous entoure
www.lestaxinomes.org

Pour découvrir la nature en s'amusant
Fédération nationale des clubs Connaître et protéger la nature
www.fcpn.org

Pour aider les scientifiques à compter les animaux
Vigie nature
http://vigienature.mnhn.fr

Pour s'impliquer et faire de l'écovolontariat
Plateforme J'agis pour la nature
www.jagispourlanature.org

Pour faire une sortie de découverte de la nature
Toutes les associations de protection de la nature ou d'éducation à l'environnement en proposent, se renseigner dans sa région, parfois auprès du Conseil régional.

Agenda activités à la carte et stages de Nature & Découvertes
www.natureetdecouvertes.com

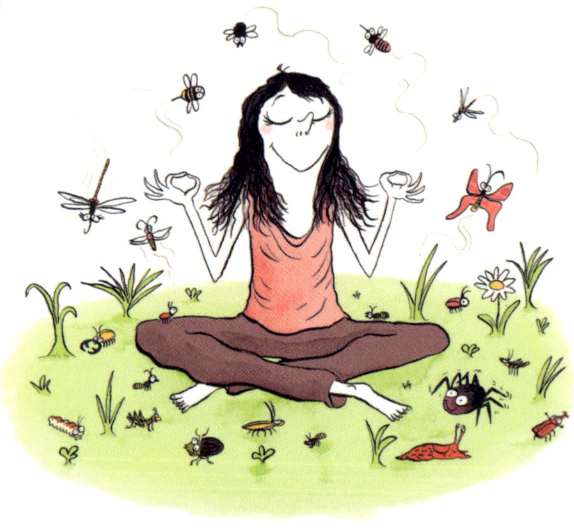

BIBLIOGRAPHIE

Animaux des maisons

Les Petits Animaux des jardins et des maisons, L. H. Olsen et J. Sunesen, Delachaux et Niestlé, 2004.

250 Animaux et Insectes, hôtes cachés de nos maisons, H. Mourier et J. d'Aguilard, Delachaux et Niestlé, 1996.

Guide du pisteur débutant. Reconnaître les traces et les empreintes d'animaux sauvages, V. Albouy et S. Kókay, Delachaux et Niestlé, 2009.

Accueillir les animaux chez soi

La Nature sous son toit. Hommes et bêtes : comment cohabiter ?, J.-F. Noblet, Delachaux et Niestlé, 2005.

Jardin sauvage. Comment aménager un terrain pour inviter la faune et la flore, FCPN, 2004.

Animaux blessés

Recueillir et Soigner les petits animaux sauvages, G. Grolleau, Delachaux et Niestlé, 2003.

Brochure « Neutraliser les pièges mortels pour la faune sauvage », Conseil général de l'Isère, téléchargement gratuit.

Insectes et autres petites bêtes

Les Insectes en 300 questions/réponses, F. Lasserre, Delachaux et Niestlé, 2007.

Amphibiens

Guide des amphibiens d'Europe, A. et C. Nöllert, Delachaux et Niestlé, 2003.

Identifier les amphibiens de France métropolitaine, J. Muratet, association ECODIV, 2008.

« À la rencontre des amphibiens », Dossier technique de la *Gazette des terriers*, CPN, 1996.

Reptiles

Le Guide herpéto, N. Arnold et D. Ovenden, Delachaux et Niestlé, 2004.

Chauves-souris

L'Encyclopédie des chauves-souris d'Europe et d'Afrique du Nord. Biologie, caractéristiques, protection, Delachaux et Niestlé, 2009.

Mallette pédagogique « Les chauves-souris vous sourient », FCPN.

Poisons et venin

Poisons et Venins dans la nature. Apprendre à protéger toute la famille, D. Richard, Delachaux et Niestlé, 2008.

Nature en général

La Nature en 250 idées reçues, F. Lasserre, Delachaux et Niestlé, 2009.

Toutes les bêtises sur la nature que les grands racontent aux enfants, F. Lasserre (texte) et R. Garrigue (illustrations), Delachaux et Niestlé, 2010.

Remerciements

Je tiens à remercier vivement tous les mannequins amateurs qui ont bien voulu s'approcher et tripoter des bestioles : Sophie et Marianne, mes sœurs, désormais stoïques face aux bêtes (pp. 4, 11 et 51) ; Athim, mon neveu, tenant délicatement un papillon (p. 6) ; ma grand-mère Ginette, jouant stoïquement au Scrabble grâce à l'appât pour guêpes (p. 11) ; Lætitia, ma femme, observant un bourdon ou dormant sereinement sous une moustiquaire (pp. 23 et 35) ; Matteo évitant les taons avec son tee-shirt blanc (p. 31) ; Lena qui tue un moustique (p. 35) ; Méliné faisant semblant d'avoir peur d'une araignée (p. 54) ; Barnabé tenant délicatement une grenouille (p. 79, à droite) ; Guy, tentant d'assommer (délicatement…) une guêpe (4e de couverture) ; Isaac et Raphaël, mes fils, partout ailleurs, derrière la loupe, avec un filet, libérant un frelon, tripotant toutes les bestioles pour leur plaisir et celui de leur père !
Un grand merci à Thierry Vidal et son association Connaissances et études herpétologiques (CEH) pour sa patience et sa dextérité avec les serpents.

Photogravure : IGS-CP
Achevé d'imprimer en avril 2012
sur les presses de l'imprimerie Graficas Estella, en Espagne
Dépôt légal : mai 2012
ISBN : 978-2-603-01874-3